監 修

日本医科大学付属病院
外科系集中治療科 臨床教授
市場晋吾

ICU
に
配属
ですか
?!

すごく大事なことだけ
ギュッとまとめて教えます！

MC メディカ出版

『ICUに配属ですか?!』を 手にしていただいたみなさんへ

ICUに配属と決まって、希望された方もそうでない方も「ICUって、どんなところだろう?」「何もわからない私が配属されてだいじょうぶだろうか」と大きな不安が押し寄せてきていませんか?

ICUではさまざまな病態の重症な患者さんが多く、点滴やドレーンなどたくさんの管がつながっていて、いろいろな医療機器に囲まれている、24時間気の抜けない大変なところというイメージを抱いているかもしれません。

しかし、ICUでも「診療の補助と日常生活の援助」という看護の基本は変わりません。患者さんが日常生活を営むのに不足している部分の援助という点は、一般病棟での看護と同じです。

一般病棟と違うことは、患者さんは病態や周術期・術後の疼痛、さまざまなラインや医療機器に囲まれている環境にいる点です。そんな環境下で患者さんの精神的フォローやベッド周囲の環境整備、体位変換や清潔ケアや排泄方法などの生活援助から精密な生命維持機器の管理までを幅広く行うのが、ICU看護の特徴です。

また、ICUの看護師は、患者さんの表情やバイタルサインデータにより得られる生体情報から今起きていることを考え、水が飲みたい、痛い、苦しいなどをキャッチして、医師とともにその対応を検討することが求められます。そのために患者さん個々の病態や治療に必要な専門的知識、高度な看護ケア技術がより必要になってきます。

本書では、新しくICUへ配属となった新人看護師のみなさんを対象に、ICUでの看護を実践していくうえで必要な患者さんの疾患・病態の理解、その治療や観察のポイントなどについて、先輩であるICUのエキスパート看護師のみなさんがわかりやすく解説しています。

はじめてICU看護を実践する新人看護師のみなさんの入門書として、本書が日々の臨床に役立つことを心より願っています。

2019年9月

著者を代表して　背戸 陽子

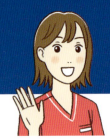

ICUに配属ですか?!
CONTENTS

『ICUに配属ですか?!』を手にしていただいたみなさんへ ……… 3

1章 ICUってどんなとこ? 6

1 ICUとは? ……… 6
2 こんな患者さんがいます ……… 6
3 こんな機械があります ……… 8
4 こんな検査をします ……… 10
5 こんな治療をします ……… 11

2章 ICU患者さんの観察、ここに注目! 13

1 循環 ……… 13
2 呼吸 ……… 17
3 鎮痛・鎮静 ……… 20
4 体温 ……… 25
5 尿量 ……… 26
6 輸液 ……… 28
7 ドレーン管理 ……… 30

3章 絶対おさえておきたいICU患者さんの疾患・病態 32

1 心臓血管外科術後 ……… 32
2 急性心筋梗塞 ……… 38
3 呼吸不全 ……… 42
4 脳血管障害 ……… 44
5 ショック ……… 49
6 重症外傷 ……… 53
7 重症熱傷 ……… 54
8 多臓器障害 ……… 56
9 心肺蘇生後 ……… 58

4章 呼吸管理のこれだけ! ポイント 60

1 人工呼吸器 ……… 60
2 パルスオキシメータ ……… 65
3 カプノメータ ……… 66
4 動脈血液ガス分析 ……… 67
5 ECMO ……… 69

5章　循環管理のこれだけ！ポイント　74

1	12誘導心電図	74
2	動脈圧	82
3	中心静脈圧	84
4	スワン・ガンツカテーテル	85
5	IABP（大動脈内バルーンパンピング）	89
6	PCPS（経皮的心肺補助法）	96

6章　ICUのキホン検査・治療　102

1	体外式ペースメーカー（テンポラリー）	102
2	除細動器・AED	104
3	CRRT（持続的腎機能代替療法）	105
4	ポータブルX線撮影	107

7章　ICUでよく使われる薬　109

1	循環作動薬	109
2	血管拡張薬	111
3	利尿薬	112
4	抗不整脈薬	113
5	鎮痛薬	114
6	鎮静薬	115
7	筋弛緩薬	116
8	血栓溶解薬	116
9	抗凝固薬	117

8章　ICUでよく聞く略語　119

引用・参考文献　122
索引　124
監修・編集・執筆者一覧　126

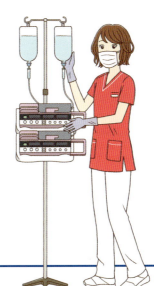

1章 ICUってどんなとこ？

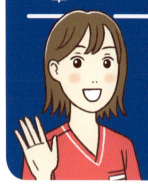

ICUには重症の患者さんがたくさんいて、いろいろな機械にも囲まれていてたいへん！というイメージがあり、だいじょうぶかなと不安になりますよね。
でも、心配しないで！どんな患者さんがいて、治療がどう進んでいくのか一緒に学んでいきましょう。

1 | ICUとは？

- ICUは、呼吸・循環・代謝・その他の重篤な急性機能不全の患者さんの容態を24時間体制で管理し、より効果的な治療を施すことを目的とした部署です。
- 診療科を問わず患者さんを管理するICUもありますが、患者さんの病態によって、さらに専門的に細分化して患者さんの治療にあたることもあります。

▼ 専門的なICU

外科系集中治療室 (surgical intensive care unit：SICU)	周術期・術後 開心術後、開頭術後など
冠疾患集中治療室 (coronary care unit：CCU)	冠動脈疾患などの心臓血管系の疾患 急性心筋梗塞、大動脈解離など
脳卒中集中治療室 (stroke care unit：SCU)	脳卒中疾患、脳血管疾患 脳梗塞、脳出血など
救急集中治療室 (emergency intensive care unit：EICU)	救急搬送されてきたさまざまな疾患 心停止蘇生後、外傷、中毒など

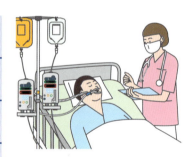

2 | こんな患者さんがいます

- ICUでの治療や看護が必要とされる患者さんは、状態もさまざまです。

▼ ICU対象患者さん

急性疾患によって生命が脅かされている患者さん	慢性疾患の急性増悪により生命が脅かされている患者さん	侵襲の大きな手術を受ける患者さん
ハイリスクな合併症などを有する手術患者さん	突発的な出来事により生命が脅かされている急変患者さん	救命困難な状況に陥った患者さん

チームのみんなであなたを一人前の看護師に育てるよ！安心してね。

周術期・術後患者さん

冠動脈バイパス術（CABG）後

- 急性心筋梗塞などで狭くなった冠動脈を迂回するバイパスをつくる手術です。
- CABGの適応は、左冠動脈主幹部病変に50％以上の狭窄がある、三枝病変、経皮的冠動脈インターベンション（PCI）が困難な場合などです。
- 開心術後は、手術侵襲からの回復と低心拍出量症候群や不整脈などの合併症を防ぐことが必要です。

▼ CABG

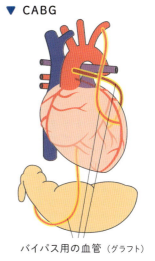

バイパス用の血管（グラフト）

▼ 冠動脈バイパス術

オプキャブとよぶこともあるよ

off-pump CABG：OPCAB	on-pump CABG
心拍動下CABG（人工心肺を使用しない）	心停止下CABG（人工心肺を使用する）
メリット：人工心肺を使用しないことによる低侵襲	メリット：心停止下による手技のため完遂しやすい
デメリット：拍動下にて高度な技術が必要	デメリット：人工心肺は非生理学的で侵襲が大きい

くも膜下出血術後

- くも膜下出血の原因は脳動脈瘤や脳動静脈奇形、外傷などがありますが、その大半は脳動脈瘤の破裂によるものです。
- 治療は、開頭クリッピング術や血管内コイル塞栓術を行います。
- 手術によって再出血を予防できますが、術後2～3週間はさまざまな合併症に対峙しなければなりません。おもな合併症は脳血管攣縮で脳動脈が細くなり、脳への血流が悪くなり、高度になると脳梗塞を引きおこすことがあります。

▼ 脳動脈瘤のクリッピング術

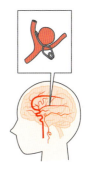

急性呼吸窮迫症候群（ARDS）

- 肺炎や敗血症など何らかの原因によって、急激に重症の呼吸不全をきたす疾患です。
- 胸部単純X線（レントゲン）像では、両側性スリガラス陰影と浸潤影を特徴としています。
- 原因の診断や治療が必要になります。感染症の併発に留意し、抗菌薬の適正使用を考慮していきます。
- 重症化すると、人工呼吸下での筋弛緩薬の併用や腹臥位療法、高頻度振動換気、ECMOを検討します。

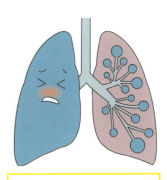

人工肺とポンプで呼吸補助を行う P.69

深部静脈血栓症（DVT）

- 原因には、血液凝固能亢進、**血流のうっ滞**、**静脈壁損傷**があります。
  - 安静によりおこる
  - 手術操作によりおこる

肺塞栓症
- 突然発症する胸部痛、呼吸困難、頻脈、進行すれば血圧低下、チアノーゼがみられます。
- 初回歩行時が一番危ないので、付き添い歩行が必要です。

深部静脈血栓症
- 軽～中等症：下肢の腫脹、鈍痛、浮腫、足関節の背屈により**腓腹筋**部に疼痛を訴えるHomans徴候がみられます。（ふくらはぎあたりの筋肉）
- 重症：急激に進行する下肢の腫脹、緊満痛および特有の色調（赤紫色）という症状が出ます。

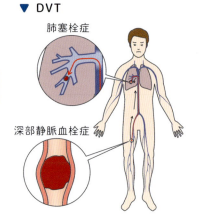
▼ DVT
肺塞栓症
深部静脈血栓症

急変患者さん

- 原疾患の急性増悪やそれにともなう合併症により、播種性血管内凝固症候群（DIC）や敗血症性ショックなどをきたすことがあります。
- 急激な状態悪化で人工呼吸器管理や持続透析、さまざまな薬剤を使用するなどの集中治療が必要な患者さんがいます。

3 こんな機械があります

生体モニター

心電図
- 非侵襲的かつ連続的に致死性不整脈や患者状態を示し、簡便で効果的なモニタリングをすることができます。

動脈圧　P.82
- 直接動脈へカテーテルを挿入し、血圧を持続的にモニタリング測定することができます。
- 動脈圧ルートは採血ルートとして使用することができ、動脈血液ガス分析や採血が必要な患者さんに苦痛を与えることなく採血ができます。

動脈血酸素飽和度　P.65
- パルスオキシメータという機器を用いて、皮膚を通して経皮的動脈血酸素飽和度（SpO_2）と脈拍数を測定できます。
- プローブにある受光部センサーが拍動する動脈の血流を検知し、光の吸収値からSpO_2を計算し表示します。

▼ 生体モニター
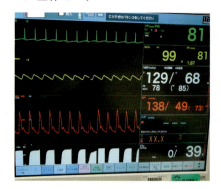

▼ パルスオキシメータのプローブ
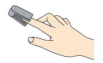

輸液ポンプ・シリンジポンプ

- ICUでは、ハイリスク薬品を使用することが多いので、厳密な輸液管理や水分バランス管理が必要になります。
- 点滴の投与量と速度を設定し、1時間ごとに正確に投与されているか確認することが必要です。

▼ 輸液ポンプ

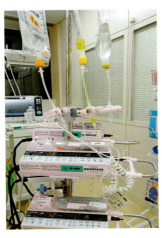

▼ シリンジポンプ

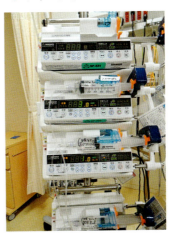

呼吸器関連機器

人工呼吸器　P.60

- 人工呼吸器とは、呼吸機能が停止あるいは低下した患者さんに対し、おもに換気を機械的に代行・補助する生命維持装置です。
- 気管挿管や気管切開を必要とする侵襲的陽圧換気方法です。

非侵襲的陽圧換気療法（NPPV）

- 気管挿管や気管切開による侵襲的処置を行わず、マスクを通して上気道から陽圧を加えることで、呼吸機能を代行・補助する方法です。
- NPPVは、患者さんの理解と協力に大きく左右されます。メリット・デメリットを十分に理解してもらえるよう援助が必要になります。

高流量鼻カニューラ酸素療法（HFNC）

- 鼻腔カニューラを使用して高流量の酸素空気混合ガスを投与し、適切な加温・加湿で**気道クリアランス**を増強させる効果が得られます。
- マスクに比べ、食事や飲水ができ、患者さんの快適性が向上します。

▼ 人工呼吸療法の目的

・換気の維持
・酸素化の改善
・呼吸仕事量の軽減
・全身管理の一環
（侵襲の大きな手術後の予防的人工呼吸）

▼ NPPV

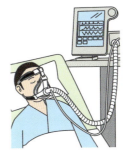

▼ HFNC

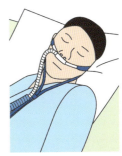

上気道の粘膜にある線毛が、異物を口側へ運び出すはたらき

患者さんや家族の方と、積極的に話そう。いろいろな思い、教えてくれるかも。

除細動器 P.104

- 心室頻拍（VT）や心室細動（VF）などの致死性不整脈、心房細動（AF）や心房粗動（AFL）などの不整脈の治療、徐脈性不整脈に対する経皮的体外ペーシングとして用いることができます。

血液浄化装置 P.105

- 血液から不要あるいは有毒な物質を除去する治療方法で、透析・濾過・吸着・分離などの各種浄化療法を施行する装置です。
- 急性期の血液浄化療法には、間欠的血液透析（HD）、持続的血液透析（CHD）、持続的血液濾過透析（CHDF）、持続的血液濾過（CHF）、血漿交換（PE）があります。

▼ 血液浄化療法の適応

持続的血液濾過透析
・急性腎不全 ・急性膵炎 ・急性肝不全 ・急性呼吸窮迫症候群 ・敗血症 ・急性薬物中毒
血漿交換
・肝不全 ・急性膵炎 ・薬物中毒 ・血性尿毒症 ・血栓性血小板減少性紫斑病 ・膠原病急性増悪

4 | こんな検査をします

動脈血液ガス分析 P.67

- ガス交換（酸素化・換気）の評価と酸塩基平衡の評価ができます。

12誘導心電図検査 P.74

- 不整脈、心臓の電気的位置、心房・心室の負荷および肥大、心筋障害の程度と範囲、全身的変化の診断のために行われる検査です。

胸部・腹部X線検査 P.107

胸部X線
- 胸部にある臓器（肺、心臓・大動脈）など、呼吸器系と循環器系の異常がないかを調べます。
- 肺炎や胸水の有無、肺うっ血の有無、無気肺などがわかります。
- 気管チューブや胃管カテーテルの位置、挿入されているドレーンの位置を確認することができます。

腹部X線
- 腸管内ガス像異常、腹腔内ガス像（消化管穿孔）、石灰化（腎結石）がわかります。
- 腹腔内に挿入されているカテーテルやドレーンの位置を確認することができます。

▼ 12誘導心電図

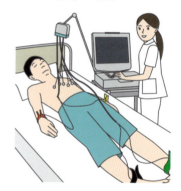

▼ 胸部X線

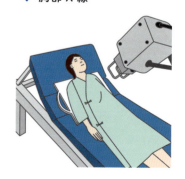

5 | こんな治療をします

鎮痛・鎮静　P.20

鎮痛

- ICUに入室している患者さんはさまざまな疼痛を経験しています。
- 疼痛はストレスとなり、心身に及ぼす影響が回復過程を遅延させることがあります。
- 疼痛の感じ方は主観的なもので、個人差がありますので鎮痛スケールを用いて、疼痛緩和を行います。

▼ ICUでの疼痛

- 手術後の創部痛
- 疾患にともなう痛み
- 気管挿管にともなう咽頭痛
- ルートやドレナージ挿入にともなう痛み
- 気管吸引
- 体位ドレナージ
- 慣れない治療環境や重症であるという心理的な痛み

▼ 主観的評価スケール
NRS（Numerical Rating Scale）：数値的評価尺度

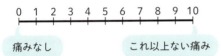

▼ 痛みが心身に及ぼす影響

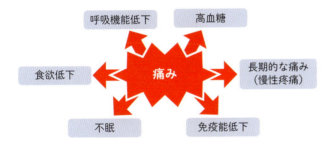

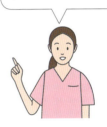

「鎮痛薬に依存することはないこと」「痛みをがまんすることの弊害」について、**手術前に**きちんと教育することが大事!!

鎮静

- 患者さんのもつ不安や恐怖の原因となる問題が解決しても、その不安や恐怖が消えず、治療上安全を確保することが困難な場合、鎮静の適応となります。
- 鎮静を行っている場合、鎮静スケールを用いて、適正な鎮静であるかの評価を行います。

▼ ICUでの鎮静の目的

- 集中治療に対する環境適応への促進
- 患者さんの安全・安楽な状態の確保
- 人工呼吸器との同調性の改善
- 酸素消費量、基礎代謝量の減少
- 睡眠・覚醒リズム（サーカディアンリズム）の確保
- せん妄防止

（文献1より引用、一部改変）

わからないことはそのままにしないで、先輩に聞いたり、あとで調べてみてね。

カリウム補正

- **低カリウム血症**では一般に**筋力低下**が生じ、麻痺や呼吸不全に至ることがあります。
- 持続性の低カリウム血症では、腎濃縮能が障害され二次性多飲症をともなう多尿症が生じます。
- 低カリウム血症時は、それにともなう症状を予防するため、希釈されたカリウム製剤の持続投与による補正を行います。
- カリウムは**中心静脈からの投与**が望ましく、心電図監視下に、投与量が1日量100mEqを超えないようにします。

> 血清カリウム濃度が3mEq/L未満

> 筋肉の機能障害として、けいれん、線維束性収縮、麻痺性イレウス、低換気、低血圧、テタニー、横紋筋融解症などがある

> 高濃度溶液の場合、末梢血管で浸透圧差が生じ、血管痛や静脈炎を発症するリスクが高くなる

強化インスリン療法（IIT）

- 周術期、重症患者さんには経静脈的インスリン持続投与を行い、目標血糖値を100～200mg/dLとなるように流速量を変更し、血糖コントロールを行います。

深部静脈血栓（DVT）予防

- 患者さんの状態に合わせて、弾性ストッキング、フットポンプ、自動・他動運動、抗凝固療法を選択します。

▼ 弾性ストッキング

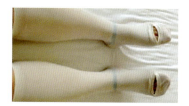

▼ フットポンプ

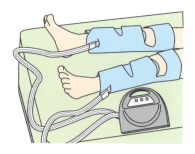

なんで？どうして？

どうして指さし呼称をしないといけないの？

　指さし呼称は確認行為として有効です。職場に配属され、指さし呼称について何度も何度も繰り返し指導を受けます。しかし、忙しかったりするとどうしてもその行為をスキップしてしまうことが多く見受けられます。指さし呼称が絶対とはいいませんが、指さし呼称を実施することでインシデントは高い確率で防げます。どんなことがあっても指さし呼称を実践するように心がけてください。また、指さし呼称もただ行うのではなく、質のよい確実な内容を行うことが重要です。きっとインシデントはぐっと減少すると思います。

［背戸陽子］

2章 ICU患者さんの観察、ここに注目！

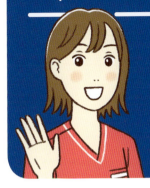

ICUがどんなところかなんとなくわかりましたか？
いよいよ実践です！
でも、見なきゃいけないポイントがたくさんありそう……。その通り！つまり、それはあなたに観察できるポイントがたくさんあるということでもあります。注目すべき点を見ていきましょう。

1｜循　環

何のための観察？

- ヒトのからだは、生体侵襲が加わると、生体の**恒常性（こうじょうせい）**を維持するため、**代償機転（だいしょうきてん）**がはたらきます。この代償機転がおこると、ヒトのからだにはさまざまな生体反応が現れます。

  > 外的・内的な環境変化から、からだを一定に保つ生理的なしくみ

- 代償機転は一時的なものに過ぎず、いずれ破綻をきたし、生命の危機に陥ります。特に、ICUにいる重症な患者さんの場合は、さまざまな生体侵襲にさらされており、破綻に陥りやすい状態にあります。

  > 低下した機能に代わり、必要な機能を補おうとするからだの反応

- 代償機転がはたらくのは生体に代償しなければならない"何か"が生じているということであり、介入が必要な場合があります。私たちが行う観察により、代償機転にともなう生体反応を察知し、早期の治療介入につなげることがICUナースの重要な役割のひとつです。

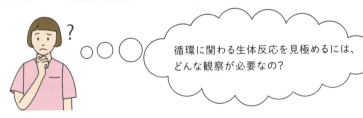

循環に関わる生体反応を見極めるには、どんな観察が必要なの？

何によって、決まるのかを理解する！

- ヒトが生体の恒常性を保つのに必要な全身の血液循環を維持するためにはたらく代償機転が、心拍出量の調節です。ヒトは、この心拍出量を絶えず変化させ、バランスを保っています。
- 循環不全のサインを見逃さないためには、この心拍出量がどのような因子によって、規定されるのかを理解しておく必要があります。
- 代償機転の因果関係を理解しておけば、治療の意味や必要な観察がわかります。また、患者さんのからだにおこりうる代償機転にともなう生体反応を予測し、評価することもできます。

自分だけが成長していないなんて、絶対ないよ。あせらず、いこう。

▼ 循環を維持するしくみ

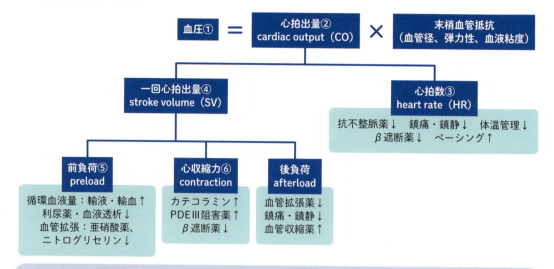

例えば、血圧①が低下した場合は、心拍出量②を補おうとして、心拍数③や一回心拍出量④で代償する。その代償機転を助けるために、前負荷⑤が少ないのであれば輸液を行い、心収縮力⑥が低下しているのであればカテコラミンを使用する。そして、一回心拍出量や心拍出量が増加し、血圧が上昇したかを評価し、輸液や薬剤の調整を行う

循環不全のサインを見逃すな！

循環不全のサインとはどんなものでしょう？
代表的な観察のポイントを紹介していきます。

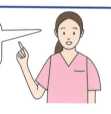

▼ 頸部血管の走行

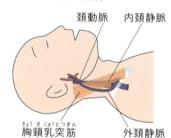

頸静脈怒張

- 頸静脈怒張は、見てすぐにわかる循環不全の観察ポイントです。
- 頭部を45°挙上した状態でも、**頸静脈の怒張**が認められる場合には、心不全が推定されます。このような所見が認められるときには、**代償機転にともなう生体反応**が認められることがあります。
- 代償機転の因果関係を理解していれば、**観察しなければならない生体反応による症状がわかります**。心拍数の上昇による動悸などの胸部症状、末梢血管収縮による末梢冷感やチアノーゼが認められるかもしれません。
- 頸静脈怒張は視診のひとつですが、患者さんのベッドサイドを訪れたその瞬間から視診は始まっています。患者さんの体格や姿勢、浮腫、表情や顔色、チアノーゼなど、視覚的に得られる情報から観察をしていくことがポイントです。

頸静脈は右心房の一歩手前にあるので、全身から心臓に戻る血管か心臓内のどこかで血液の渋滞がおきていたら怒張する

低下した心拍出量を補うために心拍数が上昇し、血圧を上げるために末梢血管が収縮

逆に、症状から生体反応を察知し、代償機転がはたらいていることに気づくこともできる

患者さんのからだの中でおきていることをイメージしよう。患者さんの状態がわかりやすくなるよ。

腕の見せどころ！血圧の低下を触知で推測！

- 緊急時やショックの場合は、脈拍が触れる動脈により、血圧を推測することができるとされています。
- 脈拍がきちんと触知できれば、その部位まで血液が運ばれているため、触知できた部位よりも心臓に近い部位での脈拍の確認は必要ありません。
- 頸動脈を触知する際は、==血圧や脈拍が低下する恐れがある==ため、注意が必要です。 <!-- 脳へ動脈血を供給する入り口に当たる頸動脈洞を強く圧迫することでおこる反射による -->
- 血圧が低下した場合、生体反応による症状はどんなものがあるでしょうか？それを代償するために生体は心拍出量を増やし、末梢血管抵抗を高めます。
- もうおわかりですね？そうです。==心拍数や末梢の状態、その変化にともなう症状==を観察する必要があります。 <!-- 単に血圧の触知だけではなく、末梢が冷たくないか？冷汗がないか？なども観察しよう -->
- 動脈の触知に左右差があるかどうかも、大切なポイントです。動脈解離や動脈閉塞がある場合には、==左右差が認められる==場合があります。

> 例えば、足背動脈に左右差や触知ができない場合もあるため、実際にきちんと触診を行うことが大切！

ショックになる前にショックを察知する！　P.49

- いわゆるショックに陥ると緊急度や急変のリスクは高くなるため、何よりもショックの徴候を見逃さないようにしなければなりません。循環不全に陥った患者さんによく現れる症状のポイントを理解しておきましょう。

浮　腫
- 心機能が低下し、循環不全に陥った患者さんでは、血液循環が滞り、浮腫が認められます。

冷　感
- 手背の皮膚温は手掌よりも低く、温度の感覚受容器が多く存在するため、手背で温度をみます。
- 冷たく感じたら循環不全が疑われます。熱く感じる場合には、炎症が疑われます。

▼ 動脈触知時の血圧の目安

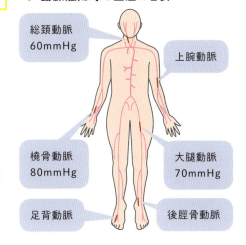

- 総頸動脈 60mmHg
- 上腕動脈
- 橈骨動脈 80mmHg
- 大腿動脈 70mmHg
- 足背動脈
- 後脛骨動脈

▼ 浮腫のみかた

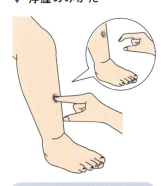

指先で部位を押さえ、陥没した深さをみる

▼ 浮腫の評価の指標

1+	ごく軽度の浮腫
2+	皮膚を押すとわずかにへこむ
3+	指で押したのちへこむが、15～30秒間後もとに戻る
4+	四肢が正常サイズの1.5～2倍ほど

患者さんのからだに変化が現れるとき、"何か"がおきている！そう意識することが大切な一歩です。

冷汗

- 冷汗は、視診でわかることもありますが、単なる発汗の場合もあるため、きちんと触診を行い、判断します。
- 発汗に比べて、冷汗の場合は皮膚が冷たくじっとりと湿ったような感覚になります。

チアノーゼ

- 循環不全や低酸素血症で認められ、指先や唇などの皮膚、粘膜が青紫にみえる症状をいいます。
- チアノーゼは、貧血が進行している患者さんなどでは、現れにくいことがあります。

そのモニタリング、誰のため？

- 患者さんの循環動態を把握するため、ICUではさまざまなモニタリングが使用されます。
- 例えば、**動脈圧**波形の面積は、一回拍出量（SV）を示します。波形に「呼吸性変動」が認められる場合には、循環血液量の減少や輸液反応性がある可能性があります。

P.82

> 近年では、死亡率は改善しない、循環血液量や輸液反応性とは相関しないという研究報告も多く、限界があることも知っておこう

- **中心静脈圧（CVP）** は、前負荷（循環血液量や輸液負荷）の指標として、現在も多くの施設でモニタリングされています。

P.84

- これらのモニタリングは正しく測定されていることが前提であり、判断材料のひとつとすべきです。

✏️ **新人ナースあるあるメモ**

患者さんを看ずして、数値を語らず

間違えた！困った！ 患者さんの血圧低下。モニターアラームも鳴っているし、血液ガス分析でも乳酸値の上昇が認められた。急いで、先輩に報告しなくちゃ！

→「患者さんの末梢はどうだった？ 循環不全のサインはあった？」と先輩に返り討ち……。

こうすればだいじょうぶ！ モニタリングの数値や検査データは、不適切な方法で測定されていることや誤差を生じている場合がある。実際の患者さんの状態と合わせて判断することが大切。

［亀ヶ谷泰匡］

モニタリングに振り回されず、自分の観察や感じたことも大切にしよう！

2 | 呼　吸

まず患者さんについて知ろう

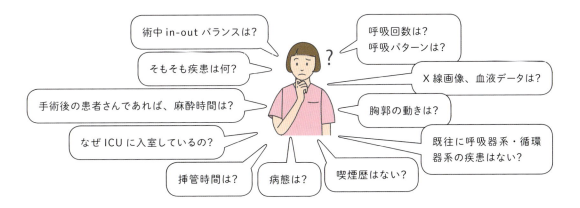

- ICUに入室する患者さんを看護するには、瞬時にかつ継時的に把握することがたくさんあります。
- 人がエネルギーを得るためには、酸素が不可欠です。ガス交換を担う呼吸運動は、意識することなく行われる生理的活動です。無意識に行われている呼吸運動の変化は、からだに何かがおきたことの現れともいえます。

▼ 呼吸運動の変化と考えられうる病態の例

呼吸回数の上昇	肺炎などでガス交換の効率が落ち、回数で代償している？ 術後疼痛が強くしっかり胸郭を広げて呼吸できないことを代償している？
呼吸パターンの変化	呼吸筋疲労が強く、休み休み呼吸するようになっている？ 呼吸をつかさどる脳に何かイベントがおきている？

患者さんの全身状態を観察しよう

▼ 呼吸状態の観察のポイント

意識障害の有無	自発呼吸の消失、高度の低酸素血症やCO_2ナルコーシス、アシドーシスなどからくる呼吸状態の変調
呼吸状態	呼吸回数、呼吸音、深さ・リズムの異常、努力呼吸の有無、胸郭の動き
全身状態	顔色、チアノーゼ・浮腫の有無、蒼白、不安、興奮、咳嗽・鼻汁など 背景にある隠れた疾患をアセスメントする材料になる
呼吸の姿勢	坐位や左右側臥位など本人にとって楽な体位や、酸素化が良好な体位を理解し、ケアに生かすことができる
皮膚・手指の状態	チアノーゼやばち状指の有無
自覚症状の有無	呼吸困難感や痰の貯留など

聴診をしよう

聴診の方法
- 左右対称に、1カ所1呼吸ずつ（吸気・呼気）聴診します。
- 気管、気管支、肺胞、気管支肺胞、どこの音を聞いているのか意識しましょう。

▼ 聴診の順番

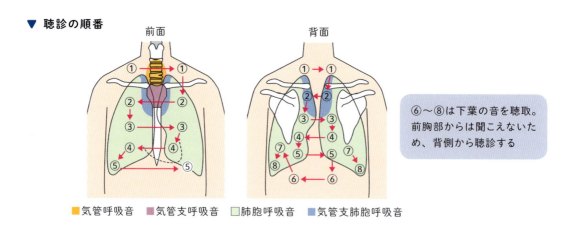

⑥〜⑧は下葉の音を聴取。前胸部からは聞こえないため、背側から聴診する

■気管呼吸音　■気管支呼吸音　■肺胞呼吸音　■気管支肺胞呼吸音

▼ 肺音の分類

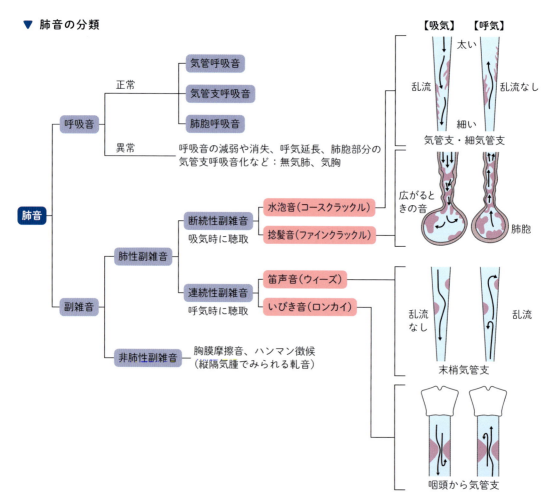

患者さんは治療のあとも病気と共存して生活していくということを忘れないでね。

▼ どんな音が聞こえるか

水泡音 （すいほうおん）	・水泡の弾けるような「パチパチ、ブツブツ」という低い音 ・気管支や細気管支での分泌物の貯留が原因だと予測される
捻髪音 （ねんぱつおん）	・毛髪をねじるような「チリチリ」という高い音 ・肺の間質の肥厚により硬くなった肺胞が開く音
笛声音 （てきせいおん）	・末梢気管支で聴取される「ヒューヒュー」という高い音 ・細い気管支の狭窄が原因だと予測される
いびき音	・咽頭から気管支まで聴取される「ボーボー」という低い音 ・比較的太い気管の狭窄が原因だと予測される

呼吸状態のアセスメントとケア

- 看護師は呼吸状態を含め、全身状態を観察しながら、治療のサポートをし、清拭・更衣や食事、排泄などの日常生活援助や早期社会復帰に向けリハビリを同時並行で行います。しかし、時にそれらは患者さんにとって負荷となり呼吸状態の変化をもたらします。
- 正常からは逸脱していても、患者さんの疾患・病状から考えると現在の呼吸状態は致し方ないものであることもあります。
- 看護師が行ったケアが多少の負荷となったことで、一時的に呼吸状態の変化がおきることもあれば、患者さんにとって多大な負荷となり呼吸状態、ひいては全身状態の悪化につながることもあります。
- 病状の変化と合わせて経過を追ってみていく必要があります。

ケアのポイント

☑ 患者さん一人ひとりの病態・状況を考慮して呼吸状態を評価しよう

🖊 新人ナースあるあるメモ

申し送りと患者観察はどちらが大事？

間違えた！困った！ 手術終了後患者さんが帰室してきた。バイタルサイン、全身状態、呼吸器、ME機器の動作、ドレーン類の固定確認・排液状態…観察にてまどって時間がどんどん経過。先輩の看護師に申し送りを聞くように言われて、今までやっていた観察を中断してしまった。

こうすればだいじょうぶ！ 申し送りも大事だけれど、まず患者さんの状況を観察し状況把握することが重要。先輩に言われると迷ってしまうと思うけれど、「あと●分待っていただけますか？」と伝えて、実施できていないことを済ませるようにがんばってみよう。優先順位は、患者さんが一番！

[松田明子]

適切なアセスメントで患者さんが少しでも楽になるとうれしいね！

3｜鎮痛・鎮静

- ICUに入室する患者さんは疾病や治療により生体侵襲を受け、さまざまな身体的・精神的・社会的ストレスを受けます。特に疼痛は患者さんの正常な精神状態を破綻させることにつながります。
- 意識レベル・疼痛の評価を適切に行い、患者さんがより安全に、少しでも快適に治療を受けられるよう鎮静に加え鎮痛を行う必要があります。

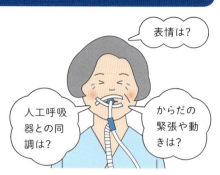

疼痛の評価

- 主観的評価では、**VAS（Visual Analogue Scale）**や**NRS（Numerical Rating Scale）**が多く使われています。

  > 長さ10cmの黒い線（左端が「痛みなし」、右端が「想像できる最大の痛み」）上で、現在の痛みがどの程度かを指し示す

- ICUでは主観的評価ができない患者さんもいます。客観的に評価するには、BPS（Behavioral Pain Scale）やCPOT（Critical-Care Pain Observation Tool）を使用します。

  > P.11

- 「**PADISガイドライン**」ではBPSとCPOTの使用を推奨しています。

  > pain（疼痛）、agitation/sedation（興奮、鎮痛）、delirium（せん妄）、immobility（不動）、sleep（睡眠）の略で、重症患者に、より質の高いケアを提供するために、これら5つの問題を予防し、管理することが推奨されている

ケアのポイント

- ☑ 薬剤は使用するタイミングが重要！→痛みを感じてから薬剤を使用しても、鎮痛効果が激減するのみでなく、循環変動をきたしやすくなる

🖉 新人ナースあるあるメモ

「ちょっと待ってくださいね」

- **どうしよう？困った！** 次々と患者さんに声をかけられ、「ちょっと待ってくださいね」と言ったまま、うっかり忘れてしまった！
- **こうすればだいじょうぶ！** どうして待ってほしいのか、何をしたら戻ってこれるのかを具体的に伝えよう。
- 看護師は複数人の患者さんを受け持ち、常に多重業務。ほかの患者さんにも呼ばれ、どうしても対応が後回しになることがある。わたしたちとしては「ちょっと」のつもりが、痛みに耐えながら待っている患者さんは長く感じるもの。そうこうしている間に待ちきれず「さっきも言ったんだけど……」と再び訴えられることがある。患者さんが疼痛を訴えたときは適切に評価し、早めの対応を心がけよう。

痛みや苦痛の感じ方は人それぞれ。患者さんの痛みを感じとれるようになろう。

▼ BPS

	様　子	SCORE
表　情	穏やかな	1
	少し緊張	2
	緊張	3
	しかめっ面	4
上　肢	無動	1
	少し曲げる	2
	大きく曲げ、指も曲げる	3
	常に縮んだ姿勢	4
人工呼吸器	問題なし	1
	咳き込むことはあるが、通常は問題なし	2
	咳き込んで呼吸器と同調しない	3
	換気が常にできない	4

▼ CPOT

	説　明	SCORE
表　情	筋緊張は観察されない	リラックス：0
	眉間にしわ、眉が下がる、まぶたがこわばるなど	緊張：1
	強く閉眼している	しかめっ面：2
体　動	まったく動かない（疼痛なしを意味するわけではない）	体動なし：0
	疼痛部位を探すようなゆっくりした慎重な動き	防御的：1
	チューブを引っ張る、起き上がろうとする、四肢を激しく動かす、指示に従わない、周囲に暴力的	落ち着かない：2
上肢の緊張感	受動的曲げ伸ばしに抵抗なし	リラックス：0
	受動的曲げ伸ばしに抵抗あり	緊張：1
	強い抵抗があり、曲げ伸ばしできない	強く緊張：2
人工呼吸器との同調性（人工呼吸中）または発語（抜管患者）	アラームなく同調している	同調：0
	アラームが鳴るが自然に止まる	咳嗽：1
	非同調、アラームが頻回	ファイティング：2
	普段通りに話す	正常：0
	ため息、うめき声	ため息、うめき：1
	泣き叫ぶ、しゃくりあげる	泣き叫び、しゃくりあげ：2

はじめは先輩看護師といっしょに評価してみよう。少しずつ自分で判断できるようになるよ。

鎮静の評価

- 鎮静の評価ツールには SAS（Sedation-Agitation Scale）や RASS（Richmond Agitation-Sedation Scale）があります。
- レベルを数値化することにより医療スタッフ間で鎮静レベルを共有でき、患者さんの変化や過剰・過少を評価することができます。
- 鎮痛薬には、麻薬性（オピオイド）鎮痛薬、麻薬拮抗性鎮痛薬、非ステロイド性抗炎症薬（NSAIDs）があります。
- 鎮静薬には、デクスメデトミジン、ミダゾラム、プロポフォールがあります。

▼ SAS　　適切な鎮静レベル：3〜4

状　態	例	SCORE
緊急不穏状態	チューブ類を引っ張る ベッド柵を越える 医療スタッフに暴力をふるう	7
高度不穏状態	たびたび注意するも不穏がある 体の抑制が必要 気管チューブを噛む	6
不穏状態	不安あるいは軽度不穏 座ろうとするが注意すれば鎮静化する	5
平静で協力的	平静 容易に覚醒し、指示に従える	4
鎮静状態	覚醒困難 声をかけるか軽く揺すると覚醒するが再び眠る 簡単な指示に従う	3
鎮静過剰	身体刺激で覚醒するが意思は通じない 指示に従わない 自発運動はある	2
覚醒不能	強い刺激によってわずかに反応するあるいは反応しない 意思は通じない 指示に従わない	1

▼ RASS　　適切な鎮静レベル：− 2〜0

SCORE	用　語	説　明
4	好戦的な	明らかに好戦的、暴力的、スタッフに対する差し迫った危険
3	非常に興奮した	チューブ類を自己抜去、攻撃的
2	興奮した	頻繁な非意図的な運動、人工呼吸器非同調
1	落ち着きのない	不安で絶えずそわそわしている、しかし動きは攻撃的でも活発でもない
0	意識清明 落ち着いている	
− 1	傾眠	完全に清明ではないが、呼び掛けに 10 秒以上の開眼、アイコンタクトで応答する
− 2	軽い鎮静状態	呼び掛けに 10 秒未満のアイコンタクトで応答
− 3	中等度鎮静状態	呼び掛けに動きまたは開眼で応答するがアイコンタクトなし
− 4	深い鎮静状態	呼び掛けに無反応、しかし身体刺激で動きまたは開眼
− 5	昏睡	呼び掛けにも身体刺激にも無反応

手順① 患者を 30 秒間観察する（これにより 0〜4 を判定する）
手順② -1 大声で名前を呼ぶか、開眼するように言う
手順② -2 10 秒以上アイコンタクトができなければ繰り返す
（以上 2 項目により SCORE − 1〜− 3 を判定する）
手順② -3 動きがみられなければ、肩を揺らすか、胸骨を摩擦する
（これにより SCORE − 4〜− 5 を判定する）

> 侵襲により血管の透過性が亢進し、血漿成分が間質へ流出し、一定時間を経て血管内へ戻ること

ケアのポイント

- ✓ ICUでは、敗血症や術後の**リフィリング**などで循環血液量が変動する
- ✓ 治療によりさまざまな薬剤を使用するので相互反応がおき、複雑な状況となりうる
- ✓ 適切な薬剤の選択を行おう
  →鎮痛が必要なのか？鎮静が必要なのか？循環動態により鎮痛・鎮静薬は控えるべきなのか？患者さんの状況を医師と相談しながら評価しよう

せん妄

- ICU入室に限らず、患者さんがせん妄をおこすことはあります。
- せん妄とは二次的に生じている意識障害で、注意機能障害、認知機能障害をおこし、急性発症であるとされていますが、一時的なもので可逆的でもあります。
- 身体の内外におきている不調の徴候であり、多臓器不全の症状のひとつです。

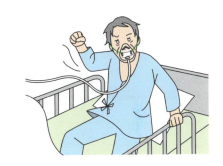

▼ せん妄のタイプ

	過活動型	活動低下型
覚醒度	異常に上昇、不眠が強い	低下、傾眠傾向
行動	落ち着きなし、多動、徘徊、暴力	乏しい動き、反応の遅延
会話	多弁、会話がまとまらない	単調、反応の遅延、ぶつ切り
感情	恐怖、不安、怒りが強い	無表情、情動を表せない

- 過活動型と活動低下型はどちらか一方が出現するわけではなく、繰り返したり、混在したりしていることが多い
- 近年は高齢者が多く、後期高齢者や認知症患者さんでも侵襲の強い治療をすることも増え、せん妄出現のリスクが高くなっている

せん妄の重症化・長期化を防ごう

早期発見、早期対応

- 鎮静薬を使用することで情動の変化に気づかないことがあるので、注意しましょう。

直接・誘発因子の除去

- 疲労・苦痛を軽減し、体調を回復させることが重要です。ICUでは治療が優先され、本人の苦痛軽減がなされず、せん妄の助長へとつながることがあります。
- 挿管管理や、ライン類の多さ、ICUという環境がおもな原因とされますが、なにより体調不良の影響が大きいとされています。
- せん妄誘発薬剤もあるため、薬剤の見直しも必要です。

せん妄もわたしたちのケアでよくなるよ。怖がらなくてだいじょうぶ！

安全の確保

- 欲求を予測し先を満たす援助により、患者さんが安心できるよう対応します。
- 安全確保のために抑制や鎮静を行い、患者さんの訴えを後回しにすることで、せん妄の重症化・長期化となることがあります。

家族への説明

- せん妄状態の患者さんをみることで驚き、時には恐怖を感じてしまう家族もいます。
- 病態や環境から患者さんが苦痛を感じ、それにより一時的にせん妄状態となっていること、体調回復とともにせん妄も改善することを説明し、家族の不安軽減に努めましょう。

✏ 新人ナースあるあるメモ

せん妄の患者さんを前に茫然……

どうしよう？ 困った！ 暴れて暴言を浴びせてきた患者さんを前に、「どうしていいかわからない」と茫然としてケアができない！

こうすればだいじょうぶ！ 急激な状態悪化、治療のためのベッド上安静、場合によっては抑制の影響で、状況を認識できず、せん妄出現患者さんには時として暴力や暴言が出現することがある。まずは、患者さんの訴えのひとつとして受容する態度を示そう。全人的に患者さんをとらえ、せん妄の長期化・重症化を防ぐにはどうすればよいのかアセスメントするよう努めよう。

よく病棟に移動したあとに病棟のナースより「せん妄が出た」「不穏になった」「本当に ICU ではだいじょうぶだったのですか？」と確認されることもある。病棟に移動前、少しずつデータが悪くなっていることはないだろうか？ 少し尿量が少なくなったり、X 線写真で肺炎像が見られたり、胸水が増加していないだろうか？ ICU ナースが全身状態の変化に気づいていないことがある。症状の悪化の可能性があるのであれば、せん妄の可能性を病棟ナースに申し送りしよう。

［松田明子］

4｜体　温

ICUにおける体温モニタリングってどんなの?

- ICUではさまざまな測定部位で体温がモニタリングされます。
- センサーやカテーテルなど測定機器もさまざまであるため、体温を観察する際は、それが正しく測定されているものなのかを確認することが大切です。
- 中枢温と末梢温の温度較差が大きい場合は、心機能の低下や末梢循環不全などが考えられるので、注意しましょう。
- 高齢の患者さんの場合には、体温異常がみられなくても、重症感染症に陥っていることがあります。
- モニタリングされた数値だけに注目せず、実際に患者さんのからだに触れ、確かめることが大切です。

▼ 代表的な体温測定部位

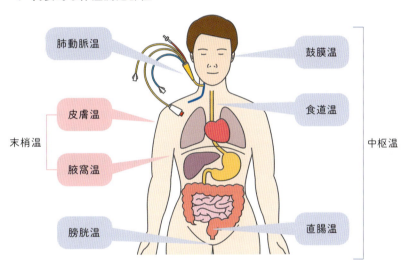

患者さんの訴えを感じよう!

- ICUでは、意識障害のある患者さんや乳幼児など暑い・寒いといった不快な気持ちを訴えられない患者さんも多くいます。
- 体温異常による症状を観察することで、異常の早期発見、治療や看護ケアの早期介入につながります。
- シバリングは、疼痛によって助長されることがあり、疼痛が予測される場合は適切な鎮痛が必要です。
- 患者さんがふるえていたら、ナースもふるえるほどの危機意識をもちましょう。敗血症などの重症疾患が隠れているかもしれません。

▼ 体温異常によるおもな症状

高体温	倦怠感、食欲不振、発汗、心拍数増加、呼吸数増加、口渇、頭痛など
低体温	悪寒、シバリング、末梢冷感、網状チアノーゼ、不整脈など

奥が深～い体温管理

- 患者さんの病態によっては、患者さんの安楽のための**看護ケアが体調に悪影響を及ぼしたり**、解熱薬が生命予後を悪化させる恐れもあります。
- 適切な方法やタイミングをよく考えて、看護ケアが患者さんの回復を妨げることがないよう、心がけましょう。

> 保温による血圧の変動や、クーリングによるシバリングの増悪など

🖉 新人ナースあるあるメモ

急激な復温（保温）による血圧の低下

`どうしよう？困った！` 心臓手術を終えて、帰ってきた患者さんの体温が低い！温めてあげなくちゃ！→みるみるうちに血圧が下がり始めた……。

`こうすればだいじょうぶ！` まずは、出血や薬剤投与ラインのトラブルなど、血圧が低下する他の要因がないか確認しよう。急激な復温により、拡張した末梢血管への血液分布量が増加して、血圧が低下することがある。膀胱温などの体温モニタリングを10～15分ごとに確認し、ゆっくりと復温していくことがポイント。

［亀ヶ谷泰匡］

5｜尿　量

ICUでの尿量の測定

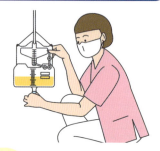

- 尿量の測定は、患者さんの状態によっては、1日の回数や1日量のみを記録していることがあります。しかし、ICUなどのクリティカル領域においては、時間尿を測定する場合が多くあります。

なんで？どうして？

なぜ時間尿（短時間での尿量）を測定する必要があるの？

　尿量は、循環動態や腎機能、脳（視床下部や下垂体）の異常、電解質異常などを評価する指標となるからです。例えば、尿量の増加は、過剰な循環血液量や尿崩症などの病態を反映している場合があります。また、0.5mL/kg/hの尿量が6時間以上続く場合は、急性腎障害（AKI）に陥っている恐れがあり、ICUにいる患者さんでは、腎障害を合併した場合、生命予後が著しく悪化することが知られています。尿量から患者さんの状態を把握することは、ICUナースの大切な役割のひとつなのです。

ケアのポイント　尿量の異常を考える

☑ **尿量増加**：ホルモン分泌異常や代謝性疾患によるもの→高血糖？ 尿崩症？ 電解質異常？

☑ **尿量低下**

①腎前性…循環血液量減少や心機能低下による腎血流量の低下→出血？ 脱水？ 大動脈解離？

②腎性…腎虚血や腎毒性物質による尿細管障害などによる腎機能低下→血栓？ 薬剤？ 腎炎？

③腎後性…尿管や膀胱・尿道などの閉塞によるもの→尿道留置カテーテルの閉塞？ 結石？ 前立腺肥大？

尿量の異常！ICU ナースはどう考える？

- 正常な尿量を逸脱しているかどうかはもちろんですが、尿量の異常をきたしている原因は何かを考えねばなりません。

- 患者さんの病態によって、そもそも尿量の異常が**予測しうる病態**なのか、**二次的な続発性の腎障害によるもの**なのかどうかを考え、見極めることが大切です。見極めを誤り、不必要な輸液や薬剤の投与、治療の遅れにつながることは避けなければなりません。

- わたしたちの観察による気づきを、治療の早期介入や患者さんの生命予後の改善につなげていきたいですね。

> 手術を受けた患者さんでは生体反応の経過として、多くの場合、手術直後に尿量が減少し、術後数時間〜数日経つと尿量が増加してくる

> 心不全や呼吸不全、敗血症の患者さんでは、尿量が減少し、急性腎障害を合併することがある＝早期に介入すべき問題

✏ 新人ナースあるあるメモ

尿量の減少から考えること

どうしよう？ 困った！ 患者さんの尿量が減少し、自分のアセスメントを相談したら、「循環動態や呼吸状態の評価も必要だね」と先輩ナース。「なぜ呼吸？ 循環？ 腎機能や電解質異常に注意するんじゃないの？」

こうすればだいじょうぶ！ 腎機能や電解質異常に注意することも大切。でも、心不全や肺うっ血、不整脈をきたす恐れもある。ICU では、ひとつの臓器機能のみだけでなく、全身状態をアセスメントすることが必要。先を見すえた予測が、異常の早期発見につながる。患者さんの状態が悪化するその前に気づける一歩先の観察をめざそう！

[亀ヶ谷泰匡]

2章 ICU 患者さんの観察、ここに注目！

1年後には何歩先をみることができているかな？　27

6 | 輸　液

からだの中でどこへ行く？

- 輸液のおもな目的は、水や電解質、栄養の補給、治療のための薬剤投与です。
- 輸液は、からだの中はどのような体液分布なのかを理解することが基本になります。ICUにいる重症な患者さんの体液分布は、侵襲の程度によって変わるため、基本を理解することが大切です。
- 輸液のポイントは、**どこの体液を補充するのか**ということです。
- 輸液により、体内分布が異なるため、それぞれの特徴を理解しておくとよいでしょう。

▼ 総体液量は何リットル？

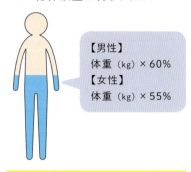

【男性】体重（kg）×60%
【女性】体重（kg）×55%

アルブミン製剤などの膠質液→おもに血管内にとどまる
生理食塩水、乳酸加リンゲル液などのナトリウムの多い晶質液→おもに細胞外のうち間質にとどまる

▼ 正常の体液分布

細胞内液（ICF）		総体液の2/3（カリウムやマグネシウム、リンなど）
細胞外液（ECF）	血漿	細胞外液の1/4（アルブミンなどの血漿タンパク質が多い）
	間質	細胞外液の3/4（ナトリウムやクロールなど）

輸液の使い分けをイメージしよう！

- 患者さんの状態に応じて、最も適した輸液が選択されます。
① 炎症や生体侵襲により、血管透過性が亢進しているとき：たくさん入れて、血管内を満たします。
② 炎症や生体侵襲が改善し、利尿期にあるとき：控えめにし、利尿を促します。
③ 状態が安定し、経口摂取や経腸栄養開始時：不足している分だけにして、血管内を維持します。

▼ ICU患者さんの病態と輸液のポイントの例

ICUでは、患者さんの年齢や体重、疾患や病態に応じて、さまざまな輸液が行われ、それぞれ特徴がある

心不全や心臓手術	心機能に合わせた輸液量の調節が求められる
出血性ショックや熱傷など	喪失した体液量により、大量の輸液が必要
敗血症ショック	輸液の反応性や心機能などの状態に合わせて、輸液や薬剤を選択する
小児の患者さん	体重あたりの体液量が多く、年齢や体重によって綿密な輸液の調整が必要

なんで？ どうして？

輸血をするときはどの点滴セットを使えばいいの？

輸血をする場合、基本的に末梢血管ラインから与薬します。血管確保する針は16〜18Gが望ましく、緊急に急速・大量輸血をする場合に適しています。22G程度の針で血管確保を行っている場合でも、急速に行わなければ溶血することなく輸血ができます。

また、輸液セットは、赤血球や新鮮凍結血漿の点滴セットと、血小板の輸血セットは異なる（凝集を防止するためのメッシュの大きさがちがう）ので注意しましょう。

なんで？ どうして？

点滴交換時の三方活栓の消毒はどうやったらいいの？

点滴ラインより三方活栓を接続するときの酒精綿での消毒は、同じ面で何度も拭いていてはだめです。一度拭いた面とは違う面で拭かなければ、消毒の効果は変わります。注意しましょう。

いいことばかりではない？ 輸液による影響

- 治療のために使われる輸液ですが、必ずしもよい効果だけをもたらすわけではありません。単なる輸液とは考えず、それぞれのリスクを理解しておくことが必要です。
- 輸液に限らず、患者さんに行われる行為は、その行為が与える影響を必ず考えなければなりません。患者さんの状態をよくするための輸液が、患者さんにとってマイナスにならないよう輸液に関する理解を深めていかなければなりませんね。

▼ 輸液によるリスク

生理食塩水の大量輸液	代謝性アシドーシス
乳酸加リンゲル液	高乳酸血症
膠質液	腎機能の悪化や死亡率の上昇

🖊 新人ナースあるあるメモ

移動時のFFPの転落、破損

どうしよう？ 困った！ 新鮮凍結血漿の製剤バッグが裂けているのをみつけた。どうして？ どうしたらいいの？

こうすればだいじょうぶ！ 新鮮凍結血漿を溶解したときに、血液の製剤バッグが裂けて、製剤がもれていることがある。製剤バッグは冷凍され硬くなって非常に破損されやすくなっている。取り出したり、持ち運び、溶解をするときには、取り扱いに十分注意しよう。もしもれているのを見つけたら、破損した血液は細菌汚染の恐れなどもあるため、患者さんには使用できない。所属施設の取り扱い手順に従って、処理しよう。また、原因が何であったのかを確認する必要がある。すぐに破棄するのではなく、関係部門や上司などと原因を必ず確認しよう。

［亀ヶ谷泰匡］

「知りませんでした」は通用しない。自分たちがやる行為のリスクとベネフィットを必ず考えよう。

7 | ドレーン管理

そもそもドレーンの役割は?

- 血液・浸出液・膿や空気などを創部や体腔から排泄させることをドレナージといい、そのためのチューブをドレーンといいます。

▼ ドレーンの種類と目的

	ドレナージの目的	挿入例
治療的ドレーン	体内に貯留した液体や気体を体外へ誘導、排泄する 体内の洗浄、薬液の注入も行われる	皮下ドレーン、イレウス管、経皮経肝胆管ドレナージ 脳室ドレーン、膿瘍内ドレーン
予防的ドレーン	予想される体液や気体の貯留を防止し、感染や縫合不全を予防する。縫合不全などがおきた場合、治療的ドレーンとして使用する	縫合部ドレーン、胸腹腔内ドレーン 胃管チューブ、胆管ドレナージチューブ
情報ドレーン	術後出血、縫合不全や消化液（胆汁や膵液など）のもれを早期発見する 何かおきれば治療的ドレーンとなる	吻合部ドレーン、膵空腸吻合部ドレーン

ドレーン管理で重要なのは?

- なによりも抜けていないことが重要です!!
- どこに挿入されているのか、固定はしっかりされているかを確認します。
- 自然抜去のリスクを避けるため、患者さんの体動に影響ない固定となっているか、患者さんがドレーンが入っていることを理解しているか、ベッド上の環境整備がされているかも確認します。

ベッドの上・周囲の整理

- ベッドの上・周囲が整理されていないと、ライン・ドレーン類がからみあい、何のドレーンがどこに入っているのか把握できない事態に陥りかねません。最悪の場合きちんと接続されていない、もしくは抜去されているインシデントにつながります。
- 業務が始まってしまうとなかなか整理できないものです。初回ラウンドの際、落ち着いてライン類の確認・整理をしましょう。

なんで? どうして?

その排液、だいじょうぶ?

　新人のうちはその患者さんにとって何が正常で、何が異常かの判断が未熟です。前勤務からその性状だったからと経過観察していると、実は重大な異常だったということがよくあります。

　その排液が出ていていいものなのか? いつからその性状なのか? きちんと把握しましょう。おかしいと思ったらひとりで判断せず、リーダーや先輩看護師へ相談するようにしましょう。

看護師はチームで動いているから、必ず勤務内に相談できる先輩がいるよ。

排液の観察

- 何のためのドレーンか？（何を排泄させるものか？）、術式は何で、どこにドレーンの先端があるのか？
排液の性状・量・臭い・閉塞の有無を確認します。
- 経過時間からみた排液の変化についても、アセスメントする必要があります。
- 量が多い場合は再出血や体液の体内でのもれを、少ない場合はドレーンの閉塞やドレーン先端の
位置のずれを考えます。

ケアのポイント

☑ ミルキングをしっかり行おう

☑ X 線写真を見てドレーンの挿入位置を確認し、前日までの X 線写真と比較できるようにしよう

🖊 新人ナースあるあるメモ

ドレーンの固定

どうしよう？ 困った！ しっかりチューブを固定したのに、はがれているのを見つけた。何がおこったの？

こうすればだいじょうぶ！ ドレーン固定の方法は各施設により手順などがあり、実施されている。でも、水分によって接着力が落ちてしまう固定テープの製品がある。患者さん自身の汗、固定しているテープの上にぬれたタオルを置いている場面などを見かけることがある。固定はしっかりしているからだいじょうぶと思わず、観察を怠らず対応しよう。

はがれているのを見つけたら、抜けていないことを確認し、正しい方法で固定しなおそう。

なんで？ どうして？

問題があったときの医療材料を捨てないのはなぜ？

　患者さんに治療を行っていて、ME 機器や医療材料が原因と考えられる問題が生じた場合、その機器や医療材料は捨てるのではなく、必ず供給元の企業に原因が何であったのか調査してもらわなければなりません。製造元での問題なのか、流通の過程の問題なのか、使用方法によるものなのかなど調査をして、再度同じような現象がおこらないように共有する必要があります。

[松田明子]

ドレーンは見えないからだの中を知るてがかり。きちんと管理して得た情報を治療・ケアにいかそう！

3章 絶対おさえておきたい ICU患者さんの疾患・病態

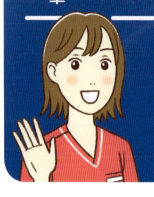

ICUには、さまざまな疾患・病態の患者さんが入室します。どんな状態なのか？どんなことに注意したらいいのか？だいじなところを見てみましょう。

1 | 心臓血管外科術後

心臓血管外科手術の種類と対象疾患

- 心臓の手術には大きく分けて、人工心肺を使用し心臓を止めて行う手術と、心臓の拍動を止めないまま行う手術の2種類があります。
- 人工心肺とは体外循環装置のことで、心臓を止めて手術を行う際に心臓と肺の代わりに体循環・肺循環、ガス交換を行います。心停止中は心筋保護液を注入し、心筋ダメージを軽減させます。

▼ 人工心肺

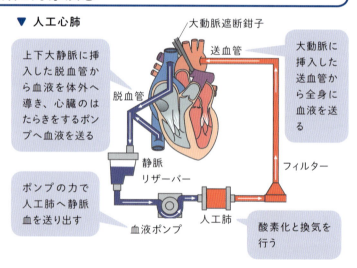

▼ 心臓血管外科手術のおもな対象疾患と術式

虚血性心疾患	・冠動脈が狭窄する狭心症による血流障害や、冠動脈が閉塞し心筋壊死が生じた心筋梗塞に対し、病変となる血管の先にバイパス血管をつなぐ冠動脈バイパス術（CABG）を行う ・冠動脈バイパス術には人工心肺を使用するものと、そうでないものの2種類ある。バイパスする血管（グラフト）は体内にある血管を使用する
弁膜症	・弁が何らかの原因で機能を失い、狭窄もしくは閉鎖不全（逆流）がおこる。その機能不全がおこった弁に対し人工心肺下で弁置換、もしくは弁形成を行う
先天性心疾患	・小児では、心房中隔欠損、心室中隔欠損などに対し人工心肺下で心内修復術を行う
大動脈疾患	・胸部大動脈瘤、大動脈解離では、人工心肺下で人工血管置換術を行う

疾患により術後管理が異なるよ。術前の病態や各疾患の術後管理について学習しておこう。

術後合併症とケア

- 術後合併症は術前の患者さんの状態にも影響を受けますが、心臓血管外科手術の場合は人工心肺を使用するということも大きな影響を与えます。

脳合併症

- 心臓の手術では人工心肺は送血管という管を大動脈に挿入し、大動脈を遮断する操作が必要になります。その際アテロームプラークや石灰化した大動脈の壁の一部がはがれたり、人工心肺は体内にとって異物であるため血栓形成をおこす可能性があります。
- 体外循環中の空気塞栓や脳灌流の低下により脳梗塞をおこす可能性もあります。
- 人工心肺を使用しない手術の場合でも、大動脈周囲の術操作、術中の低酸素や低血圧、術前からの脳血管疾患の合併などにより脳合併症をおこすことがあります。
- 術後意識レベルが回復しない場合、麻痺、痙攣が出現した場合は脳障害を疑います。

▼ 脳梗塞

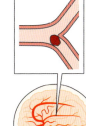
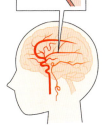

▼ JCS（Japan Coma Scale）

Ⅰ．覚醒している（1桁の点数で表現）	
0	意識清明
Ⅰ-1	見当識は保たれているが意識清明ではない
Ⅰ-2	見当識障害がある
Ⅰ-3	自分の名前・生年月日が言えない
Ⅱ．刺激に応じて一時的に覚醒する（2桁の点数で表現）	
Ⅱ-10	普通の呼びかけで開眼する
Ⅱ-20	大声で呼びかけたり、強く揺するなどで開眼する
Ⅱ-30	痛み刺激を加えつつ、呼びかけを続けるとかろうじて開眼する
Ⅲ．刺激しても覚醒しない（3桁の点数で表現）	
Ⅲ-100	痛みに対して払いのけるなどの動作をする
Ⅲ-200	痛み刺激で手足を動かしたり、顔をしかめたりする
Ⅲ-300	痛み刺激に対しまったく反応しない

R（不穏）・I（糞便失禁）・A（自発性喪失）がある場合、JCS Ⅲ-200-I などと表す。

▼ GCS（Glasgow Coma Scale）

開眼機能（Eye opening）「E」	
4点	自発的に、または普通の呼びかけで開眼
3点	強く呼びかけると開眼
2点	痛み刺激で開眼
1点	痛み刺激でも開眼しない
最良言語反応（Best Verbal response）「V」	
5点	見当識が保たれている
4点	会話は成立するが見当識が混乱
3点	発語はみられるが会話は成立しない
2点	意味のない発声
1点	発話みられず

*挿管などで発声ができない場合は「T」と表記。扱いは1点と同等である。

最良運動反応（Best Motor response）「M」	
6点	命令に従って四肢を動かす
5点	痛み刺激に対して手で払いのける
4点	指への痛み刺激に対して四肢を引っ込める
3点	痛み刺激に対して緩徐な屈曲運動（除皮質姿勢）
2点	痛み刺激に対して緩徐な伸展運動（除脳姿勢）
1点	運動みられず

▼ 徒手筋力テスト（MMT）

スコア	筋力の状態
5	最大の抵抗に抗して、可動域全体にわたって動かせる
4	ある程度の抵抗に抗して、可動域全体にわたって動かせる
3	抵抗を加えなければ重力に抗して、可動域全体にわたって動かせる
2	重力を除けば、可動域全体にわたって動かせる
1	筋肉の収縮がかすかに認められるだけで、関節運動はおこらない
0	筋肉の収縮は認められない

観察・ケアのポイント

✓ 帰室後から **JCS**、**GCS** を使用し意識レベルを観察しよう

✓ 鎮静薬使用中は鎮静スケールを使用し、意識障害とのちがいを評価しよう　P.22

✓ 瞳孔所見（サイズ、瞳孔不同の有無、対光反射の有無、速さ）の評価、眼振や位置を確認しよう

✓ 四肢の動き、麻痺を **MMT** を使用し評価しよう

✓ 感覚障害、知覚障害、言語障害の有無を観察しよう

✓ けいれんの部位・頻度・けいれんが出現している時間を確認しよう

　　→けいれん出現時は医師を呼び、救急カートをすぐ使用できるように配置しておこう

術後心不全（低心拍出量症候群）

- 術前からの心機能低下、術侵襲により心拍出量が減少し、末梢血管が収縮して血管抵抗が増大し、低血圧、頻脈、チアノーゼ、尿量の低下などがおこります。

- **各種データ**をアセスメントし、迅速に対応しましょう。

　　経皮的動脈血酸素飽和度（SpO$_2$）、血液ガス分析データ、X線所見、バイタルサイン変動や尿量低下、中心静脈圧上昇など

- 血管拡張薬を使用し**後負荷の軽減**、輸液や利尿薬を使用し**前負荷のコントロール**を行います。

　　薬剤を使用し心収縮力を維持し、十分なサポートが得られない場合は補助循環装置でのサポートを行う

- 不整脈出現時には抗不整脈薬の投与や体外式ペースメーカーを装着し、洞調律を維持します。

観察・ケアのポイント

✓ 実際に患者さんに触れて、循環動態の変化を読みとろう

　　→患者さんの訴え、呼吸数・呼吸パターン、冷汗や四肢の冷感、皮膚の色調、呼吸音など

✓ 日常生活動作（体位変換・離床・食事・排便など）は術直後の患者さんには心負荷となることがある

　　→多重の負荷がかかることがないようケアのタイミングを調節したり、排便による努責を避けるため緩下剤を使用することも検討しよう

判断に困ったら積極的に先輩に報告、連絡、相談をして指示をもらおう。

周術期心筋梗塞

- 術中の不十分な心筋保護、周術期における冠動脈攣縮、CABG施行後のグラフト閉塞などにより周術期心筋梗塞を発症する可能性があります。

> **観察・ケアのポイント**
> - ✓ グラフト血流維持のため、至適血圧を医師に確認し血圧コントロールを図ろう
> - ✓ 心電図のST変化を経時的に観察しよう　P.38、39
> - ✓ 胸部症状の有無について把握しよう
>   - →前胸部痛、心窩部痛、左腕・肩などへの放散痛、絞扼感、圧迫感など
>   - →胸痛出現時は12誘導心電図を施行し、術前・術直後のものと比較し、ST変化を確認しよう
> - ✓ 採血データで、トロポニンT、CK、CK-MB、ミオグロビンの値を確認しよう　P.39

不整脈　P.78

- 術後不整脈として、心室期外収縮、心房期外収縮、**心房細動**、心房粗動、心室頻拍、心室細動、房室ブロック、徐脈などがあります。

（最も発生頻度が高く、約30％の術後患者さんに生じる）

心房期外収縮

- **心房期外収縮**は、心房細動へ移行する恐れがあります。

（改善がみられない場合、除細動を行うこともある）

- 血行動態の悪化から心不全になったり、血栓を形成し心原性脳梗塞をおこす可能性があるため、脱水・電解質の補正や抗不整脈薬・抗凝固薬の投与が必要になります。

心室期外収縮

- **心室期外収縮**は、心室頻拍や心室細動など致死性不整脈へ移行することもあるため、カリウムの補正、抗不整脈薬投与を行います。

（出現頻度が増えた場合は医師に報告する）

徐脈・房室ブロック

- 虚血性心疾患術後、開心術後は徐脈・房室ブロックが出現する場合があります。
- **体外式ペースメーカー**を装着する場合、ペーシング不全、センシング不全の出現がないか注意する必要があります。

P.102

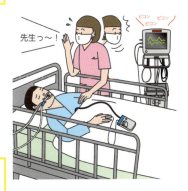

術後、循環を維持するために使われる薬剤は重要！ 昇圧薬、強心薬、血管拡張薬……種類と量を確認しておこう。

なんで？ どうして？

術後の薬剤投与のなぜ？

　昇圧薬などの薬剤は、通常体重によって濃度を変えて使用します。術後にもほぼ同じ内容で薬剤を希釈することになります。ただここで注意したいのが、5％ブドウ糖と生理的食塩水の指示に変更がある場合です。手術中は麻酔科管理となりますが、術後は同じ科の医師とは限りません。希釈の量が一緒だからといって安心するのではなく、希釈する薬剤を確認しましょう。

観察・ケアのポイント

✓ 心電図モニターを観察し、心拍数、波形を確認しよう

✓ 不整脈出現時、胸部症状の有無について確認しよう

✓ 脱水に注意しよう→尿量、水分出納、発熱などの不感蒸泄を考慮してアセスメントしよう

✓ 血液データで電解質異常（とくにカリウムの値）がないか確認しよう

　→電解質異常があれば補正を行う。薬剤が急速投与されないよう輸液・輸注ポンプを使用しよう

✓ 致死性不整脈出現時は、応援要請し救命処置を行おう

出　血

- 心臓血管外科手術で人工心肺を使用する場合、ヘパリンを使用します。
- 人工心肺離脱後ヘパリンを拮抗させる薬剤を使用し、十分な止血操作を行いますが、易出血状態に加え、人工心肺による血小板の減少や凝固系の異常により術後出血をおこしやすくなります。

なんで？ どうして？

ドレーン排液量が急に減少……なぜ？

　ドレーン（とくに心嚢）からの排液量が急激に減少し血圧低下を認めた場合、心嚢内に血腫や血液が貯留し心タンポナーデをおこしている可能性があります。同時期に頻脈、脈圧減少、中心静脈圧の上昇を認めたら心タンポナーデを疑い、医師に報告し、心エコーなどを行ってもらいましょう。

観察・ケアのポイント

✓ 血管吻合部に負担がかからないよう、医師に目標血圧を確認し血圧のコントロールを図ろう

✓ ドレーン（心嚢、胸骨下、左右胸腔など）排液の性状、排液量、経時的変化について観察しよう

✓ ドレーンの閉塞がないようドレーン管理を行い、ていねいにミルキングをしよう

✓ 採血データで血小板、PT 時間、APTT、Hb などを確認しよう

　→必要時、血小板、新鮮凍結血漿などを輸血、止血剤を投与する

　→凝固異常を補正してもドレーンからの出血 200mL/h 以上が持続し、血性度が高い場合、再手術の適応になる可能性がある

心臓疾患は難しいと思われがちだけど、学ぶことが多く、楽しい分野だよ。

呼吸不全

- 高齢、慢性閉塞性肺疾患（COPD）などの慢性肺疾患の有無、喫煙歴や人工心肺・術中操作の影響により術後呼吸不全をおこすことがあります。
- 創部痛により胸郭の動きが制限され、呼吸状態の悪化を招くおそれがあります。
- X線、CT所見で胸水・無気肺・透過性低下の有無を確認します。

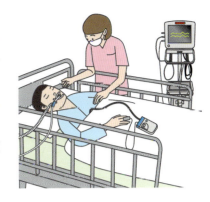

観察・ケアのポイント

- ✓ 呼吸音、呼吸パターンを観察しよう
- ✓ 痰の量、性状を観察しよう
- ✓ 血液ガス分析のデータを確認してみよう→PaO_2、$PaCO_2$、酸塩基平衡など　P.67
- ✓ 呼吸ケアの必要性について説明し、患者さんの理解を得よう
- ✓ 循環が安定したらベッドアップ、体位ドレナージを段階的に行おう
- ✓ 創痛コントロールを図り、深呼吸・排痰を促そう
  - →必要時、痰の吸引介助を行う

腎不全

- 慢性腎不全の急性増悪や術後の低心拍出量症候群による腎血流の低下をきっかけに、尿量低下、腎機能の悪化を認めることがあります。
- 輸液負荷や利尿薬投与により、適切な循環血液量、電解質を維持します。
- 腎不全が改善されない場合、持続的血液濾過透析を行うことがあります。

観察・ケアのポイント

- ✓ 尿量が0.5mL/kg/h以上保たれているか？
- ✓ 血液データの血清尿素窒素（BUN）、血清クレアチニン（Cre）の上昇がないか？
- ✓ 尿量減少にともなう電解質異常がないか？
- ✓ 体内のボリューム評価を行おう→水分出納、体重、中心静脈圧、バイタルサインなどを確認する

［緑川晶子］

2｜急性心筋梗塞

どんな病態？

- 急性心筋梗塞とは、**冠動脈の動脈硬化**などにより冠動脈が狭窄あるいは閉塞して、**心筋虚血**により壊死がおこる疾患です。

  > 冠動脈に動脈硬化がおこると、粥腫（プラーク）を作り出し、粥腫が破れて血栓が生じる

- 心筋が壊死することにより心臓のポンプ機能が低下し、合併症として心不全や致死性不整脈、ショックを引きおこすことがあります。

  > 心筋で酸素が欠乏する

- 胸の中央や左胸部に強い**痛み**を感じます。30分以上持続するのが特徴です。

  > 肩や背中、首などにもおこることがある（放散痛）。症状はさまざま。糖尿病や高齢者には痛みがない、軽い場合もある

- 急性心筋梗塞には、心電図でST上昇がみられるST上昇型心筋梗塞（STEMI）とST上昇がない**非ST上昇型心筋梗塞**（NSTEMI）があります。

  > 心筋逸脱酵素は上昇

▼ 急性心筋梗塞の発症

動脈硬化の進行 → プラークの破たん → 血栓形成 → 血栓による閉塞

アテローム（粥腫）／血流

▼ 心筋梗塞の合併症

・心室期外収縮	・心原性ショック
・心室頻拍	・乳頭筋断裂
・心室細動	・心破裂
・房室ブロック	・心室中隔穿孔
・洞徐脈	・血栓・塞栓症
・心不全	・左室瘤

▼ 虚血と心電図変化

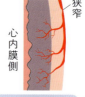
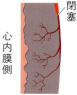

NSTEMI 狭窄 心内膜側 / 心内膜側の虚血
STEMI 閉塞 心内膜側 / 貫壁性虚血 心筋全体が虚血

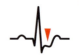
ST低下

ST上昇

✏ 新人ナースあるあるメモ

治療後の歩行

どうしよう？困った！ 治療が終わった直後、患者さんが「歩きたい、歩ける」と言いはじめた。どう対応したらいいの？

こうすればだいじょうぶ！ 症状はなくなっても心臓はダメージを受けているのだから、回復するまでは安静が必要なことを説明しよう。いつごろ歩けるか？入浴できるか？退院時期などイメージできるように支援しよう。

急性心筋梗塞の患者さんやご家族は、突然のことで不安で緊張しているよ。安心できるように声をかけよう。

> 急性心筋梗塞は、他覚所見で心機能障害の重症度を確認しよう

▼ Killip 分類

Class I	ポンプ失調なし	ラ音なし、III音を聴取しない
Class II	軽〜中等度心不全	ラ音は肺野の50%未満あるいはIII音を聴取
Class III	重症心不全	ラ音は肺野の50%以上
Class IV	心原性ショック	心原性ショック P.49

どんな検査をするの?

- 12誘導心電図では、心筋の壊死や虚血の影響で異常Q波やST変化がみられます。この心電図変化は、**発症から経時的に変化**していきます。
- 心エコーでは、心臓の壁運動低下を認めます。**左室駆出率（EF）低下**や僧帽弁逆流などの所見がみられることがあります。
- 血液検査では、心筋逸脱酵素（トロポニンT、**CK、CK-MB**）、白血球などが上昇します。

> 心電図変化から病変を推測できる

> 全身に血液を送り出す力が弱くなっている

> CK（クレアチニンキナーゼ）やCK-MBは4〜6時間おきに測定し、ピーク値から心筋梗塞の大きさを知ることができる

▼ 急性心筋梗塞でみられる心電図所見の経時的変化

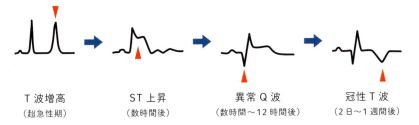

T波増高（超急性期） → ST上昇（数時間後） → 異常Q波（数時間〜12時間後） → 冠性T波（2日〜1週間後）

▼ 心筋梗塞の部位診断

	I	II	III	aV_R	aV_L	aV_F	V_1	V_2	V_3	V_4	V_5	V_6	おもな閉塞
前壁中隔							○	○	○	○			左前下行枝
広範囲前壁	○				○		○	○	○	○	○	○	左前下行枝
側壁	○				○						○	○	左前下行枝 左回旋枝
高位側壁	○				○								左回旋枝（左前下行枝）
下壁		○	○			○							右冠動脈
後壁							△	△					左回旋枝（右冠動脈）

○：ST変化、異常Q波　△：R波増高

> 鉄は熱いうちに打て！ 患者さんの生活習慣の見直しは早期から行うほうが効果的。

新人ナースあるあるメモ

症状の訴えと心電図変化

どうしよう？ 困った！ 心電図モニターは変化していないけど、患者さんが「また胸が痛い」と言っている。どうして？

こうすればだいじょうぶ！ 心電図モニターで監視できるのは限られた誘導のみ。症状があるときには必ず12誘導心電図とバイタルサインを確認し報告しよう。再狭窄やステント内狭窄、未治療の病変による発作などが考えられるよ。

どんな治療をするの？

- 初期治療として状態に応じて酸素、硝酸薬、モルヒネなどの鎮痛薬を投与します。
- 冠動脈の狭窄や閉塞に対して、再灌流療法を行います。
- 再灌流療法には経皮的冠動脈インターベンション（PCI）と**血栓溶解法**、冠動脈バイパス術があります。PCIの適応は、発症12時間以内、もしくは虚血による症状が残存している場合です。
- PCIは、まず橈骨動脈などを穿刺し、心臓カテーテル検査で冠動脈造影を行います。**狭窄あるいは閉塞部位**を確定し、バルーン拡張やステント留置を行う治療です。
- PCIを行う際、血栓症予防のため、アスピリンとプラスグレルまたはクロピドグレルを内服します。
- 再灌流療法後は、心負荷軽減、血管拡張、梗塞範囲拡大抑制などのために薬剤を使用します。
- **三枝病変**や高度石灰化などPCIが難しい症例では、外科的に冠動脈バイパス術（CABG）を行います。

> 血栓溶解薬を静注
> 適応：発症12時間以内、75歳未満
> 禁忌：出血、大動脈解離

> 0、25、50、75、90、99、100（％）の7段階
> 一般的に心筋虚血の原因となる75％以上（有意狭窄）が治療対象

> 薬剤溶出性ステントが多く用いられ、抗血小板薬の継続的内服が必要

> 左右の冠動脈3本すべてに病変がある

▼ PCIの種類

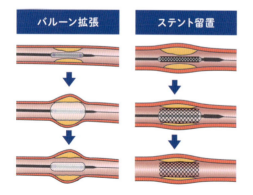

▼ カテーテル穿刺部位

部位	メリット	デメリット
橈骨動脈	止血後の安静がない	穿刺が難しい 動脈蛇行のリスク 脳梗塞のリスク カテの操作が難しい
上腕動脈		動脈蛇行のリスク 脳梗塞のリスク カテの操作が難しい 止血困難・出血のリスク
大腿動脈	穿刺が容易	安静が長くなる 止血困難・出血のリスク

どんな治療か？ なぜその治療や薬なのか？ やさしく患者さんに説明できるといいね。

心筋梗塞患者さんのケア

- すみやかな診断・治療のために、患者さんの入室前にベッドや酸素、薬剤、点滴、心電図などの準備をします。
- 病変箇所と治療結果、血流評価（TIMI 分類）を把握しておきます。状態に応じて適宜症状の確認、バイタルサイン測定、心電図モニター監視を行います。
- 症状は、痛みの部位や<mark>強さなどを確認</mark>し、時間や治療による変化を観察します。
- 心負荷を軽減し、心筋の酸素消費量を減らすために安静が必要です。
- 心筋逸脱酵素の上昇がみられず、新たに不整脈や呼吸困難などの症状がなければ**心臓リハビリテーション**を開始し徐々に活動範囲を広げます。
- **PCI の合併症**には、急性冠動脈閉塞、ステント血栓症、冠動脈穿孔による心タンポナーデなどがあります。
- 患者さんの生活背景、家族歴や生活習慣から<mark>冠危険因子</mark>を把握します。
- 病気の説明、禁煙や減塩、既往疾患のコントロール、内服の指導などを早めに行います。

▼ 代表的な薬剤

薬 剤	目 的
硝酸薬	冠動脈拡張
抗血小板薬	冠血栓予防
抗凝固薬	心血栓予防
β遮断薬	心拍数・心収縮力を抑制
ACE 阻害薬	前負荷・後負荷軽減 リモデリング予防

NRS **P.11** などスタッフが共通して理解できるものを使用

心血管疾患の再発予防や QOL 改善を目的に、運動療法、患者教育、カウンセリングやアドバイスを総合的に行う長期プログラム

穿刺部位の出血や血腫、神経麻痺にも注意しよう

高血圧、糖尿病、脂質異常 喫煙、肥満など

▼ TIMI 分類

Grade 0	完全閉塞で順行性血流を認めない 病変部より末梢がまったく造影されない
Grade 1	明らかな造影遅延があり、末梢まで造影されない わずかに冠動脈は造影される程度
Grade 2	造影遅延を認めるが、末梢まで造影される 冠動脈は末梢まで造影されるが、造影剤が冠動脈内にたまってしまう
Grade 3	末梢まで正常に造影される まったく正常の冠動脈血流

▼ ICU での心臓リハビリの例

1日目	入院、PCI 治療、ベッド上安静
2日目	食事開始、立位負荷、車椅子可
3日目	歩行負荷、トイレ歩行可
4日目	200m 歩行試験
5日目	病棟内で歩行リハビリ
6〜7日目	回復期リハビリ開始

ケアのポイント

✓ 症状があるときやモニター心電図に変化があるときには、12 誘導心電図をとって確認しよう

✓ PCI 後に合併症をおこしていないか確認しよう

✓ 活動範囲を広げるときは、前後で症状やバイタルサインの変化がないか確認しよう

→ 12 誘導心電図、血圧、酸素飽和度、症状の有無

✓ PCI を行った患者さんが抗凝固薬を内服しているか確認しよう

✓ 禁煙や食事指導、内服指導などを早期からはじめていこう

[佐々木友子]

心臓の回復にあわせて動くことができるようになるよ。患者さんにも理解してもらおう。

3 | 呼吸不全

どんな病態？

- 空気中に存在する酸素の割合は21%であり、正常であれば空気吸入時の動脈血酸素分圧は80～100mmHgが正常値ですが、何らかの原因で**動脈血中の酸素の割合が少なくなった状態**を呼吸不全といいます。

> 動脈血酸素分圧が60mmHg以下

呼吸不全の患者さんの観察とケア

- 呼吸不全の患者さんは、酸素投与が行われたり、人工呼吸器やさまざまなモニタリングの機器が装着されています。看護師はモニタリングデータや血液ガス分析データなどから患者さんの状態をアセスメントする必要があります。

- 低酸素は生命維持において最も危機的状況であり、この状況に陥る前にからだにはさまざまな変化がおこっていることが多々あります。そのため、見て、聴いて、触って、訴えに向き合い異常を感じとりましょう。

- 酸素投与を行っても低酸素や高二酸化炭素血症が改善されない場合、**NPPV**や**気管挿管**を行い、人工呼吸器を装着する必要があります。

- 自己排痰が行えていない場合は吸引介助を行い、痰が硬い場合は加湿や去痰薬投与・吸入などを検討します。

- 過鎮静では咳嗽が抑制され、吸引を行っても痰が除去できないこともあります。体位ドレナージを施行したり、医師に気管支鏡を依頼し痰の除去を行うこともあります。

▼ 呼吸不全のおもな原因

肺胞低換気	肺胞に出入りする空気の量（換気量）が減ってしまっている状態
換気血流比不均衡	肺胞に障害があり血流はあるのにガス交換ができない状態
	または肺胞が正常なのに血流が障害されガス交換ができない状態
拡散障害	ガス交換にも血流にも問題ないが、酸素が肺胞の壁を通り抜けて毛細血管内に移動するのを妨げられている状態

> 非侵襲的陽圧換気
> 侵襲的気道確保（気管挿管）をせずに行う人工呼吸法

> 挿管介助について復習しておこう

なんで？ どうして？

CO₂ナルコーシス

　正常であれば、血中の酸素・二酸化炭素を感知し、呼吸を調節することにより酸素・二酸化炭素の分圧を正常に保とうとしますが、慢性II型呼吸不全では二酸化炭素が高値で経過しているため、感知するセンサーが鈍くなっています。この状態で、SpO_2が低いからと、高濃度の酸素を投入すると、酸素を感知するセンサーは、「体内に酸素は十分ある」と感知し、呼吸が抑制されてしまいます。そのため、さらなる二酸化炭素の貯留がおこり、意識障害などの中枢神経症状をきたす（CO₂ナルコーシスを誘発する）危険性があります。II型呼吸不全の患者さんの場合、医師にSpO_2の目標値を確認し不用意な高濃度の酸素投与を行わないようにしましょう。

基本的なことだけど、患者さんに向き合って異常を感じとるスキルが一番重要！

▼ 呼吸不全の分類

		酸素の取り込み	二酸化炭素の排出
正常		動脈血酸素分圧（PaO$_2$） 80〜100mmHg	動脈血二酸化炭素分圧 （PaCO$_2$） 35〜45mmHg
I型呼吸不全	・間質性肺炎 ・肺水腫 ・急性呼吸窮迫症候群 ・無気肺 ・肺血栓塞栓症 など	PaO$_2$ ≦ 60mmHg 取り込み不足	PaCO$_2$ ≦ 45mmHg 正常に排出
II型呼吸不全	・慢性閉塞性肺疾患 （COPD） ・気管支喘息の重症発作時 ・原発性肺胞低換気症候群 ・肥満低換気症候群 など	PaO$_2$ ≦ 60mmHg 取り込み不足	PaCO$_2$ > 45mmHg 正常に排出されず蓄積

観察・ケアのポイント

☑ 呼吸パターン・呼吸回数・努力吸引など異常はないか？

☑ SpO$_2$（ P.65 パルスオキシメータ）、EtCO$_2$（ P.66 カプノメータ）、血液ガス分析データ P.67 で異常な値がないか？

☑ バイタルサイン、不整脈の有無、意識状態（興奮、不穏、傾眠など）を観察しよう

☑ 聴診で呼吸音・左右差・副雑音の有無を確認しよう

☑ 胸部に触れ、手に響いてくる感触はないか？ 痰の量・性状についてもアセスメントしてみよう

☑ 画像所見をみてみよう P.107

☑ 皮膚の色調、湿潤を観察しよう

☑ 呼吸困難出現時は患者さんの呼吸が楽な体位をとり、酸素消費量の減少や疲労感の軽減に努めよう

［緑川晶子］

3章 絶対おさえておきたいICU患者さんの疾患・病態

呼吸苦があると患者さんは不安になるよ。疾患への対応と同時に声かけを行い、不安軽減に努めよう。

4 | 脳血管障害

- 脳卒中（脳血管障害）とは、脳の血管が詰まっておこる脳梗塞と、脳深部の細い血管が破れ脳実質内に出血をきたす脳出血、および脳表面の脳動脈瘤などが破れてくも膜下腔に出血するくも膜下出血の3つに大きく分類されます。

▼ 脳血管障害の種類

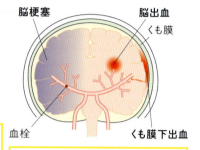

脳梗塞

どんな病気？

- 脳梗塞は、**ラクナ梗塞、アテローム血栓性脳梗塞、心原性脳塞栓症**に分けられます。
- 心原性脳塞栓症は重症例や転帰不良例が多く、心房細動が原因となることが多いです。

どんな検査・治療をするの？

- 病型と治療開始までの時間によって、使用できる**治療法**を決定します。
- 病型にかかわらず、発症から4.5時間以内で禁忌事項に該当しなければrt-PA静注療法が第一選択となります。
- 脳梗塞急性期の治療ターゲットは、脳梗塞中心部の周辺領域であるペナンブラです。

- 脳の穿通動脈が詰まっておこる
- 比較的太い血管が動脈硬化（アテローム、粥腫）で細くなり詰まっておこる
- 心臓にできた血栓が血流に乗って移動し脳の主幹動脈に詰まっておこる
- 血管内治療や抗血小板療法、抗凝固療法および抗脳浮腫・脳保護療法など

なんで？ どうして？

脳梗塞ではまずrt-PA静注療法をするのはなぜ？

rt-PA静注療法は、急性期脳梗塞において血栓を溶解して詰まった脳動脈を再開通させる治療です。治療効果が時間経過とともに低下し、治療開始が早いほど良好な効果が得られます。rt-PA静注療法適正治療指針にはチェックリストがあるため、適応や適応外、慎重投与の項目を確認しておきましょう。
rt-PA静注療法では、頭蓋内出血がおこりやすくなるので、注意しましょう。

▼ ペナンブラ

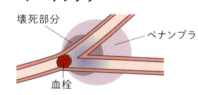

- 脳梗塞の周囲で、血流が低下して機能は停止しているが、細胞は生きている部分
- 早期に血流が再開できれば救済可能な領域と考えられている

患者さんの観察・ケア

- 急性期は脳自動調節能が破たんしているため、血流は血圧に依存しています。そのため、過度の降圧は病巣周囲の脳血流低下を引きおこすため、**降圧は推奨されません。**
- 脳卒中患者さんは摂食嚥下機能障害を生じることも多く、経口摂取を安全に開始するためには、ICU入室中から、**いつでも「食べられる口」を作る**ことが大切です。

- 大動脈解離や心筋梗塞などを合併していれば、病態に応じて降圧が必要
- 口腔内の観察・ケアにより経口摂取開始の準備をしよう

なんで？どうして？

脳梗塞の患者さんに、なんで不整脈のモニタリングが重要なの？

発症時に不整脈がみられなくても、モニタリングを続けることで発作性心房細動をはじめとした不整脈が見つかり、心原性脳塞栓症の疑いといった早期に塞栓源の発見につながる可能性があります。そのため、検査データや心電図モニターの変化にも気づけるようにしましょう！

観察・ケアのポイント

- ✓ 心原性脳塞栓症：特に不整脈のモニタリングや輸液療法による心不全の観察が重要
- ✓ rt-PA 静注療法：経時的な血圧測定や神経学的観察をしよう
- ✓ 嚥下障害患者：口腔内の観察やベッドサイドでのスクリーニング、栄養管理をしよう

脳出血

どんな病気？

- 脳内出血の原因は、高血圧性が80％をしめており、ほかに動静脈奇形などの血管奇形・脳動脈瘤や**アミロイドアンギオパチー**などがあります。
  - （脳表の小・中動脈にアミロイドタンパクが沈着し、血管壁の脆弱化がおこる疾患）
- 脳出血の発生する部位によっておこる症状は異なりますが、突然の運動麻痺や感覚障害、失語などの局所症状をもって発症し、意識障害・頭痛・嘔吐・**共同偏視**などをともないます。
  - （左右の眼球が一方向を向いたままになること）

どんな検査・治療をするの？

- 脳出血の治療法は、重症度、出血部位、血腫量などによって選択します。CTで出血部位を確認したあと、脳ヘルニアを示す所見があるかないかで大きく治療方針が変わります。
- 脳卒中治療ガイドライン2015では、脳出血急性期の血圧はできるだけ早期に収縮期血圧を140mmHg未満に降下させ、7日間維持することを勧めています。

患者さんの観察・ケア

- **血腫拡大**による圧迫や脳室穿破などにより急性水頭症を生じ、脳ヘルニアをおこしやすくなります。
  - （出血拡大を予防するために血圧管理が重要）
- 通常発症後3日目に脳浮腫がピークとなり、この脳浮腫による頭蓋内圧亢進は、意識レベル・神経症状の悪化を急激にきたします。

▼ 脳出血の部位別発症頻度

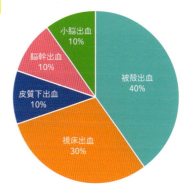

- 被殻出血 40%
- 視床出血 30%
- 皮質下出血 10%
- 脳幹出血 10%
- 小脳出血 10%

▼ 脳ヘルニアの有無と治療法

脳ヘルニアを示す所見がある場合	外科的治療が選択されることがある
脳ヘルニアを示す所見がない場合	内科的な治療（呼吸・血圧の管理、脳浮腫対策、抗けいれん薬の投与など）を行う 内科的治療を行っていても血腫が増大して、途中で外科的治療を選択することもある

観察・ケアのポイント

- ☑ 血圧を指示範囲内にコントロールしよう
- ☑ 低酸素血症や高二酸化炭素血症の予防、頭部挙上30°保持に努めよう
- ☑ 発症3〜5日目においても意識レベルや神経症状の観察を頻回に行おう

くも膜下出血

どんな病気？

- くも膜下出血（SAH）とは、くも膜と軟膜のあいだのくも膜下腔に出血が生じ、脳脊髄液中に血液が混入した状態のことをいいます。
- 原因疾患としては脳動脈瘤（特発性SAHの85%）や動静脈奇形などの血管奇形、頭部外傷、薬剤性・凝固異常などがあります。
- 急性期症状には、今までに経験したことがない突然の激しい頭痛、悪心・嘔吐、**髄膜刺激症状**などを認めます。
- 軽微な頭痛を主訴に徒歩で外来受診で来られる場合もあります。
- 脳動脈瘤の出血部位や圧迫によっては、視力・視野障害、**動眼神経麻痺**、意識障害、運動麻痺をおこします。

どんな検査・治療をするの？

- 頭部単純CTや3D-CTAあるいはMRI、出血部位特定のための血管造影検査によって診断します。
- CTやMRIでSAHの診断がつかない場合、腰椎穿刺を行います。その際、CTで頭蓋内圧亢進がないことを確認し、再出血の可能性を念頭に置き、十分な鎮痛・鎮静、降圧を行います。
- 治療はネッククリッピングや血腫除去、血管内コイル塞栓術などがあります。

▼ くも膜下出血のCT画像

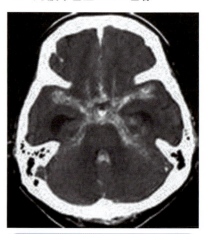

橋の前方が星型・ヒトデ型に見える部分をペンタゴンレベルという
血腫を高吸収域として認める

感染や出血などによって髄膜が刺激されたときにみられる症状の総称で、項部硬直、ケルニッヒ徴候（Kernig sign）などがある

片側の眼瞼下垂、瞳孔散大、複視

最も大切なことは、わずかな神経徴候を見逃さない観察力！ 患者さんによく触れよう。

なんで？どうして？

再出血するとどうなるの？どうしたらいいの？

SAH の再出血は、発症 24 時間以内に多く発生し、特に発症早期が多いとされています。再出血すると血圧の上昇、意識レベルの低下がおこることが多いため、血圧、意識レベルをモニタリングする必要があります。また、高血圧は再出血のリスクを増加させるため、降圧目標を医師と共有し、収縮期血圧が 160mmHg 以上であればニカルジピンなどで降圧を開始します。

患者さんの観察・ケア

術前管理

- SAH の再出血は 24 時間以内に多く発症し、特に発症早期の 6 時間以内が多いとされています。再破裂を予防するために安静を保ち、鎮痛・鎮静・降圧・高浸透利尿薬の投与、心肺合併症に注意した全身管理を行います。
- 抗浮腫薬投与による利尿作用にともない電解質バランスを崩しやすいため、水分出納、輸液管理を行います。

術直後の管理

- 一般的に収縮期血圧を 110〜140mmHg に保ち血圧モニタリングを行います。
- 動脈血二酸化炭素分圧（$PaCO_2$）を 35〜40mmHg に管理し、脳血管の拡張を防ぎます。
- 脳槽ドレナージや脳室ドレナージを実施し、持続的に髄液や血腫の排出を行い、頭蓋内圧を管理します。

発症後 72 時間〜2 週間まで

- 脳血管攣縮に対する水分バランスの管理、神経所見の出現の有無などの観察が重要となります。
- 利尿ホルモンや抗利尿ホルモンの分泌異常にともなって**中枢性塩類喪失症候群（CSWS）、抗利尿ホルモン分泌異常症候群（SIADH）**を発症し、循環血液量の低下と低 Na 血症を生じやすくなります。

  > 腎臓での Na 再吸収の抑制、Na 喪失による低 Na 血症

  > 腎臓での水の再吸収の増加、水分貯留による希釈性の低 Na 血症

- 電解質の観察を行い、水分出納バランス、中心静脈圧を観察し、マイナスバランスを予防する必要があります。

余裕が出てきたら、学会や外部の勉強会にも積極的に参加してみよう！

観察・ケアのポイント

【術前】

✔ 再出血の発見：血圧、意識レベルをモニタリングしよう

✔ 脳静脈循環を促進させ頭蓋内圧を低下させるため、15～30°挙上体位を保とう

✔ できる限り静かな個室・光刺激を避ける環境を整え、不必要な瞳孔・対光反射の確認、清潔ケア、吸引などの処置は行わないようにしよう

【術直後】

✔ 収縮期血圧と $PaCO_2$ のモニタリングが大切！

✔ 脳槽ドレナージや脳室ドレナージ：ドレナージのしくみを理解し、オーバードレナージに注意しよう

【発症後 72 時間～2 週間まで】

✔ 脳血管攣縮により麻痺、出血、意識レベルの低下がおこりうるため、経時的な観察をしよう

✔ 水分バランス：経口摂取が開始されている場合は、食事量、水分量を記録しよう

✏ 新人ナースあるあるメモ

血圧がなかなか下がらない！

どうしよう？ 困った！ 降圧薬を投与しても血圧がなかなか下がらない患者さんでは、薬剤投与量を上げればよい？

こうすればだいじょうぶ！ 高血圧は、身体抑制や不穏、腹腔内圧の上昇、胸腔内圧の上昇が要因でおこることもある。そのため、薬剤調整を速やかに行うことに加え、疼痛やせん妄予防のケアや腹部状態の評価、誤嚥予防の体位調整も重要な看護ケアとなる。血圧上昇の原因となるものを軽減させることも大切。

［田辺　緑］

Thoughts without content are empty, intuitions without concepts are blind.（カントの名言）
（内容のない思考は空虚であり、概念のない直観は盲目である）

5 | ショック

どんな病態？

- ショックとは、急性におこる全身性の循環障害で、重要臓器や細胞機能を維持するのに十分な血液循環を維持できない状態をいいます。
- 血液循環を維持できず、組織への酸素供給が不足し細胞に機能障害をおこし、多臓器不全や死の恐れがあります。
- 組織への酸素供給は、血液灌流、心臓のポンプ作用、循環血液量、血管抵抗、**動脈酸素含有量**で決まります。
- **血液灌流が減少する**ため、意識障害や尿量低下、チアノーゼなどの症状が現れます。

どんな検査をするの？

- まず全身状態の評価をABCDEにそって行います。同時に初期治療も進めます。
- 心電図・血圧・呼吸などのモニタリングを行います。バイタルサインは繰り返し評価を行います。
- 心エコー、12誘導心電図、X線、**血液検査**などベッドサイドでできる検査をまず行い、状態が安定したらCTなどの検査を行い、原因を特定します。

▼ ショックの5P　　ショックを疑う所見

| 皮膚・顔面蒼白 Pallor | 冷汗・発汗 Perspiration | 虚脱 Prostration |

| 呼吸不全 Pulmonary deficiency | 脈拍不触・微弱 Pulselessness |

ヘモグロビン値が重要

ショック＝低血圧とは限らないため注意！

▼ CRT（毛細血管再充満時間）

爪床を圧迫し、圧迫解除後に毛細血管の循環が戻るまでに2秒以上かかる場合、末梢循環障害を疑う（低体温など目安とならない場合もある）

乳酸値は組織の酸素不足の指標となる

▼ 全身状態の評価

Airway：気道	発語、気道開通、気道確保など
Breathing：呼吸	呼吸数、経皮的動脈血酸素飽和度（SpO₂）、呼吸音、努力呼吸、換気量など
Circulation：循環	血圧、脈拍、心電図波形、不整脈、末梢循環、CRT、チアノーゼ、尿量など
Dysfunction of CNS：意識	JCS、GCS、瞳孔所見など
Exposure：体温	体温、外表の観察（出血など）

どんな治療をするの？

- ショックの原因を特定し、原因に対する治療を行います。
- 初期治療として、**酸素投与**、輸液投与、昇圧薬使用などがあげられます。

気管挿管や人工呼吸器での呼吸管理が必要なこともある

ショック＝血圧が低いとは限らない！よく観察して早くサインをキャッチしよう。

▼ ショックの分類　　病態により大きく4つに分類される

循環血液量減少性ショック	・出血性ショック　・体液喪失性ショック
血液分布異常性ショック	・敗血症性ショック　・アナフィラキシーショック　・神経原性ショック
心原性ショック	・心筋梗塞　・不整脈
心外閉塞・拘束性ショック	・心タンポナーデ　・重症肺塞栓症　・緊張性気胸

循環血液量減少性ショック

- 循環血液量減少性ショックは、出血・脱水・熱傷などで血液や体液を喪失することによりおこります。
- 出血性ショックは、血圧が低下する量の出血や失血がおこり、循環血液量が減少し心拍出量が低下したことで血圧が低下している状態です。出血に対する止血、輸液投与を行います。輸液には血液製剤を使用することもあります。
- 熱傷によるショックは体液喪失性ショックといわれ、受傷直後の血液濃縮と末梢血管収縮により全身の血管抵抗が上昇します。熱傷ショックには大量の輸液投与を行います。

ケアのポイント

- ☑ 出血量を確認しておこう→消化器など目に見えない場所の出血の可能性もある
- ☑ 術後はドレーン排液の性状・量に注意しよう
- ☑ ヘモグロビン値に注意しよう

心原性ショック

- 心原性ショックは、心筋梗塞・弁膜症・重症不整脈・心筋症・心筋炎などで心臓のポンプ作用が低下することによりおこります。
- 心筋梗塞に対しては経皮的冠動脈インターベンション、不整脈に対しては除細動や抗不整脈薬の使用など原因に対する治療を行います。
- スワン・ガンツカテーテルから得られるデータに基づきフォレスター分類 P.87 で重症度を評価し、昇圧薬、補助循環（IABP や PCPS）などを使用します。

ケアのポイント

- ☑ 多くを占めるのは虚血性心疾患
  - →胸痛・呼吸困難などの自覚症状に注意しよう
  - →急性心筋梗塞の場合、再灌流療法を行うために迅速に対応しよう
- ☑ 不整脈では意識障害や失神をともなうことがある
  - →意識レベルを確認しよう
  - →体外式ペーシングや除細動の適応となるので速やかに準備しよう

たくさんの点滴、処置となることがあるよ。準備をしておこう。

血液分布異常性ショック

- 血液分布異常性ショックは、敗血症、アナフィラキシー、神経原性など末梢血管抵抗の異常によりおこります。
- 血管拡張作用をもつ化学伝達物質によって末梢血管が拡張したり、炎症反応により血管透過性が亢進することにより、循環血液量が不足している状態です。

▼ **血液分布異常性ショックの種類と治療**

敗血症性ショック	・ウォームショックとコールドショックに分けられる。ウォームショックからコールドショックに移行させないため、早期の異常発見が重要 ・輸液、感染症治療、昇圧薬（第一選択はノルアドレナリン）投与が行われる ・敗血症を疑う場合は、抗菌薬を投与する前に血液培養を行う
アナフィラキシーショック	・重症のⅠ型アレルギーによるショック（気管閉塞に注意） ・気道確保、輸液、アドレナリン投与を行う
神経原性ショック	・高位胸髄以上の損傷などで心血管系に対する自律神経系の調節が障害されておこる ・輸液や血管収縮薬投与を行う

ケアのポイント

> 筋肉がふるえることによって酸素消費量が増える

- ✓ 体温管理を行い、不必要なクーリングは行わず、シバリングを避けよう
- ✓ アナフィラキシーショックでは、呼吸困難、甲高い吸気、声が出ない、かすれるなどの症状に注意し、すみやかに気管挿管ができるよう準備しよう

心外閉塞・拘束性ショック

> 症状：Beck の三徴（頚静脈怒張、血圧低下、心音微弱）、奇脈

- 心外閉塞・拘束性ショックは、**心タンポナーデ**、肺塞栓、緊張性気胸など、心室や大血管に血液が十分に充満しないため心拍出量が低下することによっておこります。
- 心タンポナーデはエコーでの診断が有用です。心嚢穿刺や外科的にドレナージ術を行います。
- 肺塞栓によるショックの場合、血栓溶解療法が適応となります。
- 緊張性気胸は、気胸で胸腔にもれた空気により、胸腔内圧が上昇し、縦隔や健側肺を圧排し、静脈還流が低下している状態です。胸腔穿刺とドレナージを行い、気胸を解除します。

ケアのポイント

- ✓ 閉塞性ショックにいち早く気づき、緊急ドレナージで閉塞を解除できるように準備しよう
  - →心タンポナーデの症状：血圧低下、静脈圧上昇、奇脈、脈圧狭小、心拍数増加など
  - →緊張性気胸の症状：呼吸困難、頚静脈怒張、気管偏位、呼吸音の減弱や消失など
  - →肺塞栓の症状：呼吸困難、胸痛など

患者さんの観察

- 患者さんの変化を見逃さず、異常を早期に発見することが重要です。それぞれのショックの原因となる疾患の症状を知り迅速に対応しましょう。
- 酸素消費の増大を避けます。体位変換や吸引、清拭、離床など不必要に行わないようにします。
- 処置や治療を迅速に行えるように準備しておきます。
- 患者さんや家族の苦痛・不安が軽減するよう対応します。

▼ ショック時の代表的な症状

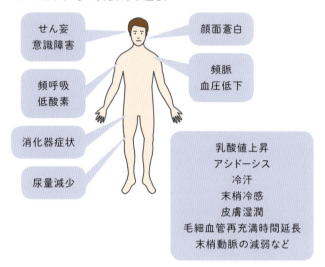

新人ナースあるあるメモ

急変時の報告

間違えた！困った！ さっきまで会話していた患者さんが、いまラウンドに行ったら反応がなかった。先輩のところへ行って報告したら怒られてしまった……。

こうすればだいじょうぶ！ 意識が低下したり、反応がないときは、その場を離れずにナースコールなどで応援を要請しよう。患者さんの変化を観察し、患者さんから離れないようにしよう。

［佐々木友子］

6 | 重症外傷

- 生命の危険を有する重症外傷患者さんでは、いかに迅速で的確な診断・治療を行っていくかが、救命の要です。
- 重症外傷の病態は多岐にわたり、初期治療だけでなく、その後の集中治療・根本治療、リハビリテーションを含めた入院治療を、遅滞なくスムーズに行っていくことが重要となります。

外傷診療のねらい

- 適切な処置が行われないために生じる外傷死のことを、preventable trauma death（PTD）といいます。受傷から1時間の蘇生処置が予後を左右し、PTDをいかに防ぐかが外傷診療における鍵となります。

重症外傷の診療

- 重症外傷の診療は、迅速性と的確性を持ち合わせた患者救命のためのチーム医療を必要とし、チームメンバーの連携が最大の武器となります。
- よりよいチーム医療を構築するためには、チームメンバーが共通認識の下で活動することが必要です。

▼ 外傷診療の流れ

```
受け入れ準備
情報収集、初療準備、関係部署（検査・処置）への連絡
    ↓
Primary survey と蘇生
A（C）BCDE アプローチ
    ↓
Secondary survey
治療を必要とする外傷を見つける：受傷機転や病歴聴取（全身の身体観察と諸検査）
    ↓
根本治療（手術など）
    ↓
Tertiary survey
急変を予測させる生理的機能の変調や隠れた損傷を見つける
```

▼ 受け入れ準備の基本「サルも聴診器」

さ	さんそ：酸素・気道管理物品
る	ルート：輸液・採血
も	モニター
聴	ちょうおんぱ：エコー
診	しんでんず：心電図
器	きょうぶレントゲン（骨盤）

（文献1より引用改変）

▼ 外傷死のピーク

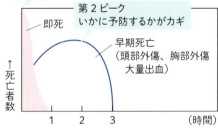

▼ ABCDE アプローチ ─── 緊急度（早く処置する必要性）の高い順

	A：気道	B：呼吸	C：循環	D：意識	E：体温
評価	話せるか 声が出ているか	呼吸回数、呼吸パターン	血圧低下、頻脈、四肢冷感	意識レベル、瞳孔不同、麻痺	全身状態の観察（開放創、活動性の出血）
患者状態	気道閉塞、舌根沈下	呼吸停止、異常呼吸	ショック（出血性、閉塞性、神経原性）	意識障害、徐脈、瞳孔不同	冷感、開放創、出血
必要となる検査・処置	吸引、用手的気道確保、気管挿管	酸素投与、補助換気	輸液・輸血投与、止血術	CT	脱衣、低体温防止のための体温測定と保温

> ### ケアのポイント
> - ☑ 外見では判断できない隠れた損傷（緊張性気胸・心タンポナーデ）などを見逃さないようにしよう
> - ☑ モニターやわずかな症状の変化も見逃さないように注意しよう
> - ☑ 痛みにも十分配慮しよう

[島内淳二]

7 | 重症熱傷

- 重症熱傷の患者さんは、熱傷部位のみならず全身に細胞障害がおこり、時間とともにダイナミックに変化していくため、集中的な重症管理が必要です。
- 重症熱傷の患者さんの看護にあたっては、全身変化を念頭におき予測性をもって患者さんの病態を把握することが重要です。

重症度評価

- 熱傷深度、**熱傷面積**、気道熱傷の有無、患者背景（年齢、既往歴など）から重症度の判定を行います。

循環血液量の減少

- 熱傷組織の循環不全・熱傷深度・広範囲熱傷による体液喪失によりおこります。
- 成人：15%TBSA 以上、小児：10%TBSA 以上では、**受傷後 2 時間以内**に輸液療法を開始することが推奨されます。

輸液量

- 成人は、受傷後 24 時間で 4mL/kg/%burn を目安とし、最初の 8 時間でその 2 分の 1、次の 16 時間に残りの 2 分の 1 を投与します。
- 小児は、成人と比較して体重を基に計算するよりもより多くの輸液を必要とします。
- 計算値はあくまでも目安であり、尿量（成人：0.5mL/kg/h 以上、小児：1.0mL/kg/h 以上）や循環動態をみながら輸液量を調節します。

重症熱傷の管理

- 病態からおこりうる変化を予測し、創閉鎖まで臓器機能を維持することが大切です。
- 熱傷初期のショック期の輸液、その後の利尿期のダイナミックな時期を熱傷治療の主要な部分と考えがちですが、実際はその後の感染症の管理治療、壊死除去術、植皮の生着に至る過程が重症熱傷治療の中心となります。

▼ 診療の流れ

基本は ABCDE アプローチ

順に診療を行いながら熱傷の重症度評価をし、適切な処置を行う

集中治療（熱傷予後を左右する因子の管理）

循環血液量減少・気道熱傷による肺炎・腎不全・熱傷創からの敗血症・多臓器不全

全体表面積に対するパーセンテージ（%TBSA）として表現

この初期輸液開始の遅れは死亡率を上昇させる

▼ 熱傷面積の評価方法

Lund & Browder の法則

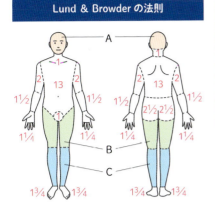

	年　齢					
	0歳	1歳	5歳	10歳	15歳	成人
A：頭部の1/2	9½	8½	6½	5½	4½	3½
B：大腿部の1/2	2¾	3¼	4	4¼	4½	4¾
C：下腿部の1/2	2½	2½	2¾	3	3¼	3½

9の法則

```
        (9)
      9     9
     前     後
    9+9   9+9
       1
    9     9
```

5の法則

幼児
```
        (20)
      10    10
    前 20  20 後
      10    10
```
計 100%

小児
```
        (15)
      10    10
    前 20  20 後
      15    15
```
計 105%
（体幹後面のとき5％減算）

成人
```
        (5)
      10    10
    前 15  15 後
      20    20
```
計 95%
（前胸部あるいは両足のとき5％加算）

手掌法

手掌がその人の体表面積の1％にあたる

（文献 2〜5 を参考に作成）

ケアのポイント

- ✓ バイタルサインのチェックができるよう各種モニターや処置・治療のための医療機器・用具の準備をしよう
- ✓ 受傷状況、原因、受傷時刻、既往歴を把握し、全身状態、熱傷の程度、合併症の観察、バイタルサインの測定・評価を手際よくしよう
- ✓ 循環管理は、輸液投与量と尿量に注目しよう
- ✓ 感染防御、手指衛生を十分に行い感染予防に努めよう

［島内淳二］

8 | 多臓器障害

どんな病態?

- 多臓器障害とは、複数の**重要臓器**あるいは**系**の機能障害が同時に発生している状態の症候群と定義されています。

　→ 脳・心臓・肝臓・腎臓など

　→ 心臓血管系・中枢神経系・血液凝固系・消化器系など

- 生命維持に不可欠な臓器・系の進行性の障害です。

多臓器障害の原因

- 多臓器障害の原因には、重症感染症、外傷、熱傷、大手術、ショック、膵炎、大量出血、播種性血管内凝固症候群（DIC）、心不全、低血圧、低酸素、悪性腫瘍などがあります。
- これらの原因により低酸素、末梢循環不全による組織血流の低下や全身性炎症反応症候群（SIRS）を引きおこし、臓器機能障害に陥ります。

▼ 多臓器障害の各臓器症状

肺	肺水腫、低酸素血症、高二酸化炭素血症
血液	播種性血管内凝固症候群（DIC）、血小板減少、貧血
肝臓	肝逸脱酵素上昇、総ビリルビン値上昇、黄疸
心血管系	低血圧、頻脈、心拍出量低下、不整脈
中枢神経系	意識障害、せん妄
腎臓	尿量減少、クレアチニン値上昇
代謝内分泌系	コントロール不良な高血糖、低血糖
消化器	イレウス、出血、潰瘍

多臓器障害の診断

- 重症度評価基準として、SOFA スコアなどが用いられます。

多臓器障害患者さんの観察・ケア

- ICU に入室してくる患者さんにはさまざまな症状があり、特に急性期においては症状の進行も早く、迅速な対応が求められます。
- 急性期を脱したあとも症状が再燃することが多く、各種症状の徴候を早期に発見できるようアセスメントを常に行いましょう。

▼ 多臓器障害の治療法

- 直接的な原因の早期除去
- 呼吸不全：酸素投与・呼吸器管理、呼吸理学療法、ECMO
- 循環不全：輸液・輸血、循環作動薬投与、補助循環装置（ECMO、IABP）
- 肝不全：血漿交換
- 腎不全：血液透析、または持続的血液濾過透析
- 血液凝固異常：抗凝固療法、補充療法（新鮮凍結血漿・血小板投与）
- 代謝機能不全：インスリン投与、経管栄養・中心静脈栄養
- 感染対策：抗菌薬投与

> 呼吸、腎臓、肝臓、心血管系、血液凝固系、中枢神経系の6項目を5段階で評価する（点数が高いほど臓器障害が重度）

▼ SOFAスコア

	0	1	2	3	4
呼吸 PaO_2/FiO_2	> 400	≦ 400	≦ 300	≦ 200 人工呼吸	≦ 100 人工呼吸
凝固 血小板（× 1,000/μL）	> 150	≦ 150	≦ 100	≦ 50	≦ 20
肝臓 ビリルビン値（mg/dL）	< 1.2	1.2〜1.9	2.0〜5.9	6.0〜11.9	> 12.0
心血管系 血圧と循環作動薬	低血圧 なし	MAP <70mmHg	DOA ≦ 5μg/kg/min あるいは DOB	DOA > 5 あるいは AD ≦ 0.1 あるいは NAD ≦ 0.1	DOA > 15 あるいは AD ≦ 0.1 あるいは NAD ≦ 0.1
中枢神経系 GCS	15	13〜14	10〜2	6〜9	< 6
腎臓 クレアチニン値（mg/dL） あるいは尿量	< 1.2	1.2〜1.9	2.0〜3.4	3.5〜4.9 あるいは < 500mL/day	> 5.0 あるいは < 200mL/day

- 低酸素は各種臓器にとって危機的状況です。呼吸状態の観察・各種モニタリングデータ・血液ガス分析データのアセスメントを行い、早期に低酸素が改善されるよう介入を行いましょう。
- 低血圧は組織血流の低下を招きます。急性期には多量の輸液や昇圧薬を使用することがあります。

ケアのポイント

- ☑ 痰の性状・量の観察、X線の確認をしよう→肺炎を疑う所見はないか？
- ☑ 体位ドレナージを行う場合、循環動態・呼吸状態の変化に注意しよう
- ☑ 日常生活動作（体位変換・離床・口腔ケアなど）が、身体には負担となることもある
  →施行時はモニターやアラーム音に注意して行おう
- ☑ ライン挿入部の感染徴候、出血の観察、発熱や血液データ上の炎症反応の変化についてアセスメントしよう
- ☑ 感染予防のため標準予防策を徹底しよう
- ☑ 清潔ケア時、皮下出血や皮膚トラブルの有無を確認しよう
- ☑ 患者さんの手や足などに触れ、末梢循環の評価を行おう
- ☑ 急に病状が進行し、ショック状態となることもあるため、急変時対応について学習しておこう

［緑川晶子］

わからないことはどんどん質問してみよう。

9 | 心肺蘇生後

どんな病態?

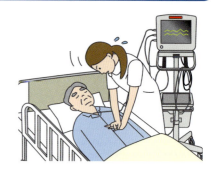

- 心肺蘇生後は、何らかの原因で心肺停止となった患者さんの自己心拍が再開した状態です。
- 心肺停止による臓器虚血と自己心拍再開後の再灌流による臓器障害などの重篤な病態の総称を、心肺停止後症候群といいます。
- **心肺停止後症候群**は、全身の虚血時間と程度により症状はさまざまです。 → post-cardiac arrest syndrome：PCAS
- 心肺停止状態になると、血流による酸素供給が停止するため臓器は障害を受けてしまいます。特に脳は障害を受けやすく、高頻度で低酸素脳症を生じると報告されています。

どんな検査をするの?

- 心肺停止に至った原因の検索と治療を行います。原因の治療は心停止の再発を防ぎ、血行動態の安定を図るために重要です。
- 急性冠症候群や致死性不整脈が原因である場合は、早期に経皮的冠動脈インターベンション（PCI）による原疾患の治療を行います。

心拍再開後の全身管理

- 包括的な治療手順を踏むことで、神経学的予後や生存率向上につながるといわれています。

▼ 心拍再開後の全身管理のポイント

ポイント1：呼吸管理
・低酸素症および高酸素症を回避
・$PaCO_2$ を生理的な正常範囲に維持
→ 定期的な動脈血液ガス分析の実施

ポイント2：循環管理
・臓器灌流を適切に保つ循環管理
・適切な循環作動薬・輸液の投与
→ 平均動脈圧 65mmHg 以上を維持

ポイント3：体温管理
・高体温を呈する患者は予後不良
・低体温療法は脳や他臓器保護に有用
→ 体温の持続的なモニタリング

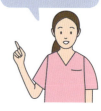

「JRC蘇生ガイドライン2015」に基づいて全身管理のポイントをおさえていきましょう。

＊上記のほかに、てんかん発作の予防や血糖コントロールなど日常的にICUで行われている集中治療が重要となる。

心拍再開後のケア

呼吸器合併症の予防

- 意識レベルの低下や低体温療法にともなう鎮痛・鎮静薬投与による咳嗽反射の低下や、循環動態が不安定なため、有効な体位ドレナージができない状況になります。
- 痰の貯留による無気肺や肺炎を合併する可能性があります。

> 口腔ケアや吸引、できる限りの体位ドレナージなどで肺合併症を予防しよう

スキントラブルの予防

- 大量輸液による浮腫や、循環動態が不安定なため有効な体位変換ができないことなどから、スキントラブルがおこりやすい状況となります。

> 除圧や皮膚保護材の使用などで褥瘡を予防しよう

- 多くのデバイス挿入などでMDRPU（医療関連機器圧迫創傷）をおこしやすい状況です。

> 適切なライン管理を行うとともに皮膚状態を密に観察しよう

家族ケア

- 心肺蘇生後の患者さんは突然命の危機に瀕した状態になります。その家族もまた急な出来事により動揺しています。

> 入院直後は医師からの説明を家族がどのように理解しているか確認し、わかりやすい言葉で再度説明が必要な場合もある

- 面会時には、疲労が過度に蓄積していないか、精神的に不安定になっていないかなど家族の様子を観察し、アセスメントすることが必要です。

家族ケアのポイント

- ☑ 家族のニーズを把握しよう
- ☑ 情報共有を行おう
- ☑ 早期に面会できるように配慮しよう
- ☑ 家族のさまざまな感情を理解しよう
- ☑ 誠実な態度で接しよう

なんで？ どうして？

DNARだから何もしないんじゃないの？

心肺蘇生をしても治療のかいなく回復が見込めない患者さんもいます。そのようなとき、治療方針がDNAR（do not attempt resuscitation）となることがあります。DNARとは急変時に心肺蘇生法を行わないことを意味します。積極的治療を行わないことだと勘違いしていませんか？ DNARの患者さんだとしても何もしないということではありません。何をどこまで行うか主治医に確認しておきましょう。たとえDNARだとしても患者さんへの看護ケアは継続して行っていきましょう。

[髙橋聡子]

4章 呼吸管理のこれだけ！ポイント

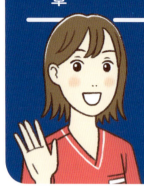

ICUの呼吸管理といえばまず人工呼吸が思い浮かびますか？"人工呼吸"って、難しそう？たしかに実践ではじめて学ぶことも多いかもしれません。でも、だいじょうぶ！
人工呼吸器と人工呼吸に関する知識を、現場で必要となる基本的なところにしぼって、説明しますね。

1｜人工呼吸器

人工呼吸器とは？

- 人工呼吸器は、集中治療領域では使用頻度の高い呼吸補助で、回路を通り肺に空気を送る役割を持ちます。
- 患者さんにより異なるさまざまな目的に合わせた設定が必要となるため、人工呼吸器管理をするうえで設定やアラームなどの理解を深めることが重要です。

- 酸素化の改善
- 換気の改善
- 呼吸仕事量の軽減

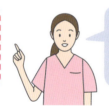

この3つが人工呼吸の目的です。達成できているか評価しましょう。

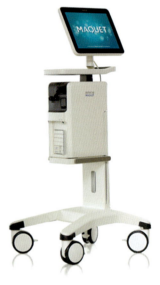

（フクダ電子株式会社より写真提供）

🖊 新人ナースあるあるメモ

口腔ケア時の注意

どうしよう？困った！ 人工呼吸器装着中の患者さんの口腔ケアって難しそう。どんなことに注意したらいいの？

こうすればだいじょうぶ！ 口腔ケアを行うときには口腔内の清掃が中心だが、患者さんの歯の状態を観察することも重要となる。挿管前と比べて本数に差はないか、歯の動揺はないか、欠けているなど変化はないか観察が必要。腹部のX線写真で、白い物体を発見することがある。
患者さんの高齢化で歯の状態をあまり気にしない方もいるが、挿管にともなうバイトブロックを噛む動作で歯に負担がかかり、抜けたり折れたりすることは非常に多い。気をつけよう。

60　モードがたくさんあるけれどあせらないで。ちがいについてひとつひとつ整理して考えてみよう。

人工呼吸器の基本的なモードと特徴

- モードとは換気様式のことです。代表的なモードをおさえておきましょう。

従量式換気：VCV
（volume control ventilation）

- 設定した換気量で、すべての呼吸に対して強制的に換気を行う方法です。
- 一回換気量を500mLと設定すれば、その量を呼吸回数分だけ送り込むことになります。

従圧式換気：PCV
（pressure control ventilation）

- 設定した圧で、すべての呼吸に対して強制的に換気を行う方法です。
- 気道内にかける圧が一定のため、気道内圧によって換気量が変化します。

持続的気道内陽圧：CPAP（シーパップ）
（continuous positive airway pressure）

- 換気補助を行わない自発呼吸だけのモードです。つまり、自発呼吸に陽圧（PEEP）という一定の圧を持続的にかけるだけです。
- 最近ではプレッシャーサポートを併用して使用されてきています。

▼ VCV

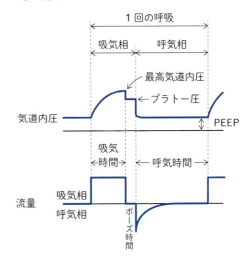

▼ PCV

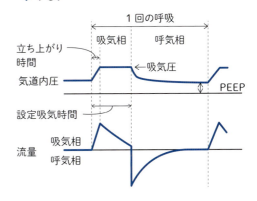

▼ PEEP

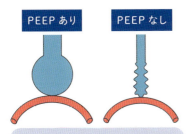

PEEPとは、肺胞がつぶれないように、ふくらんだ状態を保つように圧をかける補助のこと

なんで？ どうして？

従量式と従圧式って何がどうちがうの？従量式と従圧式って自発呼吸のない人に使うモードなの？

それぞれ何に注意しなくてはいけないのかが、大きくちがっています。一回換気量を設定する従量式では気道内にかかる圧の変動に注意しなくてはいけませんし、気道内にかかる圧を設定する従圧式では、一回換気量の変動に注意しなくてはいけないわけです。

従量式も従圧式も強制換気なので、自発呼吸のないときも、自発呼吸があるときもすべて同じように呼吸器がフルサポートしてくれるのです。

モードの種類は、最初から全部はたいへんだからまずは基本的なものだけ知っておこう。

プレッシャーサポート換気：PSV
（pressure support ventilation）

- 人工呼吸器が患者さんの吸気努力を検知したら吸気に合わせてガスを送り込む力を補助してあげるモードです。
- 呼吸回数は患者さんに任されているので、患者さんにとって吸いたいだけ吸えて不快感が少なく同調しやすいのが特徴です。
- 吸気時間、吸気流量、一回換気量も患者さんによって変化し、無呼吸に対しては反応しないため観察が大切です。

同期式間欠的強制換気：SIMV
（synchronized intermittent mandatory ventilation）

- 自発呼吸があるときは、患者さんの自発呼吸にトリガーされて、設定した呼吸回数だけ従量式や従圧式で呼吸補助するモードです。
- 設定された呼吸回数以上の自発呼吸があった場合はトリガーされ、PSVで換気を行います。

▼ PSV

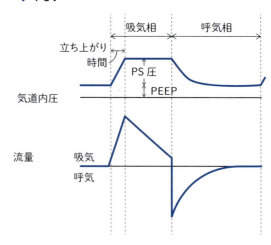

▼ SIMV-VCV ＋ PSV
（強制換気にVCVを選択した場合）

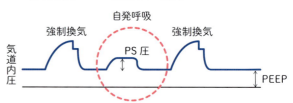

▼ SIMV-PCV ＋ PSV
（強制換気にPCVを選択した場合）

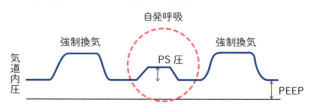

なんで？どうして？

SIMVって従圧式や従量式とどうちがうの？

　SIMVは、従圧式や従量式にプレッシャーサポート換気を加えて使用することが多いです。設定した呼吸回数以上の呼吸をしたときは、PS圧で換気サポートをしてくれるモードですね。

人工呼吸器の設定画面を見てみよう

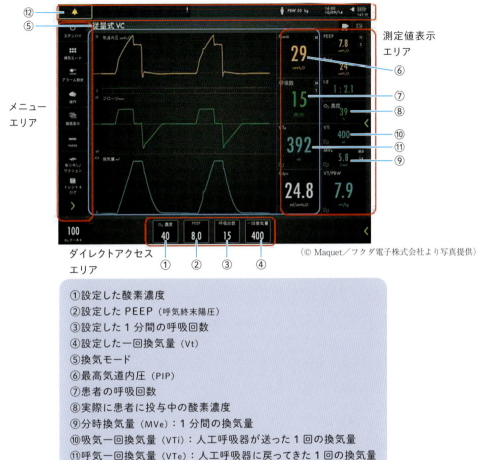

(© Maquet／フクダ電子株式会社より写真提供)

①設定した酸素濃度
②設定したPEEP（呼気終末陽圧）
③設定した1分間の呼吸回数
④設定した一回換気量（Vt）
⑤換気モード
⑥最高気道内圧（PIP）
⑦患者の呼吸回数
⑧実際に患者に投与中の酸素濃度
⑨分時換気量（MVe）：1分間の換気量
⑩吸気一回換気量（VTi）：人工呼吸器が送った1回の換気量
⑪呼気一回換気量（VTe）：人工呼吸器に戻ってきた1回の換気量
⑫アラーム：異常時にアラームが鳴り内容を表示

アラームが鳴った！そんなときどうする？

気道内圧上限のアラームが鳴った！

- 患者さんが呼気や咳をしたり、気道内に痰が貯留しているときにアラームが鳴ることがあるので、気道内の痰の有無を確認しましょう。
- モードの設定が患者さんに合っているか考えることも必要です。

気道内圧下限アラームが鳴った！

- 回路が外れているなど大量のリークにより、アラームが鳴ることがあります。
- 回路が外れていないか、回路に破損がないか確認しましょう。
- 自発呼吸が出現したことでガス供給が足らなくなったときや、カフもれで鳴ることがあるので、設定が患者さんに合っているか考えることも必要です。

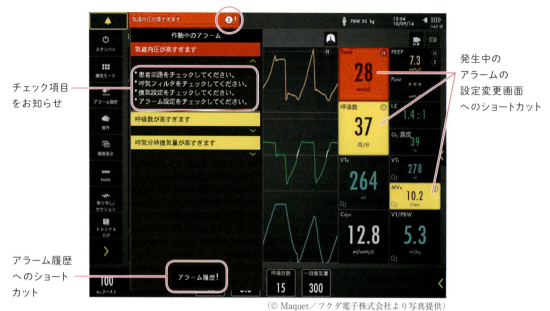

（© Maquet／フクダ電子株式会社より写真提供）

一回換気量や分時換気量のアラームが鳴った！
- 回路が外れていないか、回路に破損がないか、挿管チューブの位置やカフ圧を確認しましょう。
- 聴診して呼吸音を確認し、正しく換気されているか確認しましょう。
- 患者さんの呼吸が不規則な場合にも鳴ることがあるので、モードの設定が患者さんに合っているか考えることも必要です。

無呼吸アラームが鳴った！
- CPAPなど自発呼吸を補助するモードの場合は、設定した時間内に自発呼吸がない場合に鳴ります。
- 鎮静薬の影響により呼吸抑制があり、鳴ることもあります。モードの設定が患者さんに合っているか考えることも必要です。

📝 **新人ナースあるあるメモ**

アラーム対応

間違えた！困った！ アラームが鳴っていたからつい消しちゃった！表示が消えてしまって、どうして鳴っていたのかわからなくなってしまった……。

こうすればだいじょうぶ！ アラームが鳴っていると大きな音を消したくなるのはわかりますが、その前に表示を確認することは大切。なぜアラームが鳴っているかわからないときは、緊急事態のこともあるので自分で解決しようとせず、すぐ先輩を呼ぶことも必要。

［中山誠一］

64　今日もお疲れさま。失敗して落ち込んでも、立ち上がろう！反省して次にいかせばいいよ。

2 | パルスオキシメータ

- パルスオキシメータとは、非侵襲・連続的に、経皮的に動脈血酸素飽和度（SpO₂）を測定する機器のことです。
- 低酸素血症の早期発見に不可欠のモニターです。

どうやって測定するの？

- **からだ**に装着したプローブの発光部から660nm（赤色光）と940nm（赤外光）の2種類の波長の光を当てて、からだを透過してきた光をプローブの受光部で受け、2つの波長における**吸光度**を測定します。

> おもに指先
> そのほか足の指、耳朶（耳たぶ）など

> どれだけ光が吸収されたかがわかる

なんで？どうして？

どうして光を当てると酸素飽和度がわかるの？

血液中の脱酸素ヘモグロビン（Hb）と酸素化ヘモグロビン（O₂Hb）では、どんな波長の光を吸収しやすいかが異なります。赤色光はHbで大きく吸収されて、赤外光は反対にO₂Hbのほうが大きく吸収されます。このため、赤色光と赤外光の吸光度をくらべることで、動脈血酸素飽和度を測定することができます。

▼ プローブ

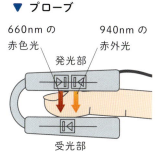

正確に測定できてる？

- 脈波形を確認することにより、器械がノイズをひろっているかどうかがわかります。波形が乱れていると、正確に測定されていない可能性があります。
- 末梢循環不全では、脈圧が小さくなって正しく測定できません。
- 激しい体動やプローブの汚れがあると、適切な値が測定されません。

ケアのポイント

- ✓ プローブの発光部と受光部が平行に向かい合うように装着しよう
- ✓ 測定値に影響を与える可能性があるので、マニキュアは落とそう
- ✓ 圧迫・熱により熱傷や壊死をおこさないように、プローブ装着部を観察しよう

［髙島　泉］

3 | カプノメータ

- カプノメータ（カプノモニタ）は、呼気ガス中に含まれる二酸化炭素分圧の濃度を連続的に測定する装置です。
- 一般に人工呼吸中の吸気には二酸化炭素は含まれていないため、呼吸中に連続的に測定すると、二酸化炭素濃度が0%から4〜5%までを行ったり来たりするグラフ（カプノグラム）が得られます。
- 非侵襲的に測定できるので、換気の有無や呼吸器などの換気評価をするのに適しています。

▼ カプノグラム

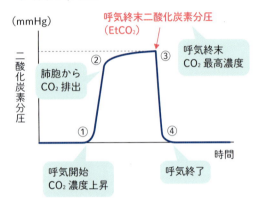

なんで？ どうして？

$EtCO_2$ は推定値？

　$EtCO_2$ は、正常な患者さんでは動脈血二酸化炭素分圧（$PaCO_2$）の値とほぼ同じはずです。そのため、$EtCO_2$ は $PaCO_2$ の推定値として有用であるといわれています（基準値は約35〜45mmHg）。しかし、集中治療領域などで人工呼吸器を使用している多くの患者さんは、$EtCO_2$ の値が $PaCO_2$ の値よりもかなり低くなっていることが多いため、推定値として成り立つかどうかを理解したうえで解釈しなければなりません。まずは**直接血液を検査した値ではない**ということは、頭に入れておきましょう。

どうやって測定するの？

- カプノメータは、どこで測定するかによって2つに分けられます。
- 現在では、メインストリーム型のセンサが小型軽量化されたため、メインストリーム型が用いられることが多いです。

▼ カプノメータの測定方式

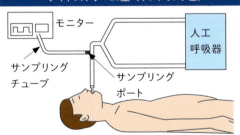

メインストリーム型（フロースルー型）	サイドストリーム型（サンプリング型）
呼吸回路内にセンサをおいて、そこで測定し、表示は器械本体で行う	呼吸回路の一部にサンプリングポートをつけ、そこから細い管で気体を吸引し、器械内で二酸化炭素濃度を測定する

▼ 測定方式によるメリット・デメリット

	メリット	デメリット
メインストリーム型	・測定がリアルタイムにできる ・測定により気体の量は変化しない	・センサの重さで気管チューブのキンク（折れ曲がり）や抜管の可能性がある ・死腔がやや増える ・センサが痰で汚れることがあり、清掃に手間がかかる
サイドストリーム型	・キンクや抜管の心配がない ・死腔はほとんど増えない ・サンプリングポートが痰で汚れても清掃しやすい	・測定に遅れが生じる ・サンプリングの気体が回路から除去される ・サンプリングチューブが結露でふさがれて測定できなくなることがある

（文献1を参考に作成）

［髙島　泉］

4｜動脈血液ガス分析

集中治療室に配属されたら、患者さんの動脈血ガス分析をしないといけないですよね。血液データってわかりにくいことが多いけど、まずはひとつひとつ整理してみましょう。

動脈血液ガス分析はなぜ必要なの？

- 動脈血液ガス分析は呼吸不全の患者さんを評価し、酸塩基平衡も含めて**どのような病態**か鑑別するために必要な検査のひとつなのです。

> 酸素化が悪いのか？
> 換気が悪いのか？
> 両方とも悪いのか？

血液ガスデータの基準値

- 血液ガスデータの種類がたくさんあって、いきなり全部を覚えるのはたいへんですね。まずは、次の7つの基準値をおさえておきましょう。

▼ 血液ガスデータのおもな基準値

データ	基準値
pH（水素イオン濃度）	7.4 ± 0.05
PaO_2（動脈血酸素分圧）	90 ± 10mmHg
$PaCO_2$（動脈血二酸化炭素分圧）	40 ± 5mmHg
HCO_3^-（重炭酸イオン）	24 ± 2mEq/L
BE：ベースエクセス（過剰塩基）	0 ± 2mEq/L
SaO_2（動脈血酸素飽和度）	95％以上
Lac：ラクテート（乳酸）	0.5〜1.6mmol/L 4.5〜14.4mg/dL

なんで？どうして？
検体の取り扱いはどうしたらいいの？
動脈血液ガス分析では、抗凝固されたシリンジを使用します。空気が混入すると値が変化することがあるので注意しましょう。

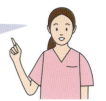

ガス交換の評価をしてみよう

- 基本の7つのデータの意味することを知り、実際に患者さんのデータが何を表しているのか考えてみましょう。

▼ 血液ガスのおもなデータが意味すること

pH（水素イオン濃度）	pHは7.4±0.05の弱アルカリ性で一定に保つようにバランスを調整している pH7.45以上はアルカレミア、pH7.35以下はアシデミア
PaO_2（動脈血酸素分圧）	血液中に融解している酸素の圧力
$PaCO_2$（動脈血二酸化炭素分圧）	$PaCO_2$上昇は酸性に傾き呼吸性のアシドーシスとなる $PaCO_2$低下はアルカリ性に傾き呼吸性アルカローシスとなる
HCO_3^-（重炭酸イオン）	HCO_3^-は腎臓でpHの調節を担っている HCO_3^-上昇はアルカリ性に傾き代謝性のアルカローシスとなる HCO_3^-低下は酸性に傾き代謝性のアシドーシスとなる
BE：ベースエクセス（過剰塩基）	BEがマイナスに傾いた場合は代謝性アシドーシスとなる BEがプラスに傾いた場合は代謝性アルカローシスとなる 注意点はBEだけで評価せずHCO_3^-の動きも合わせて一緒にみること
SaO_2（動脈血酸素飽和度）	ヘモグロビンに結合している酸素の割合を表す
Lac：ラクテート（乳酸）	Lacは組織が低酸素状態のときに嫌気性代謝により産生される Lac上昇は組織の酸素供給不足や肝代謝異常、血管作動薬の使用など原因はさまざま

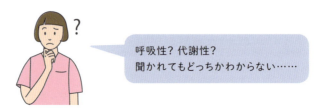

呼吸性？ 代謝性？
聞かれてもどっちかわからない……

▼ 血液ガスと酸塩基平衡のみかた

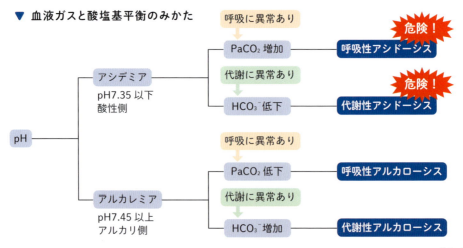

［中山誠一］

まずは目の前の患者さんはどういう状態なのか？ 考えてみよう。

5 | ECMO

ECMOって何をする機械?

- **ECMO**とは、重症呼吸不全や心不全患者さんの呼吸・循環維持を目的とした機械的補助装置です。

  > extracorporeal membrane oxygenation

- 従来の治療法では救命できない急性期の重症呼吸・循環不全に対して、簡易型の高性能な人工心肺装置を用いて、中長期間（数週間以内）サポートし、臓器回復あるいは移植までの時間稼ぎをします。
- 呼吸補助のみを行う静脈脱血－静脈送血（VV）ECMOと、呼吸補助に加えて心補助が行える**静脈脱血－動脈送血（VA）ECMO**があります。ここでは、VV-ECMOについて説明します。

  > PCPSはVA-ECMOのひとつ
  > P.96

▼ ECMOの種類

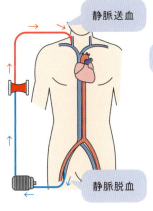
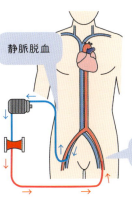

▼ ECMOシステムの一例

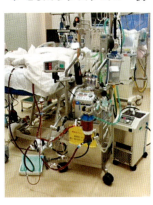

▼ ECMOの適応

VV-ECMO	高い人工呼吸器の設定を続けても80%以上死亡すると予測される場合
VA-ECMO	最大限のカテコールアミン投与にもかかわらず、ショック状態が続いている、もしくは心肺停止に対する通常の心肺蘇生法に反応しない場合

▼ 導入の準備：ECMOカート

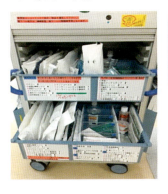

緊急のECMO導入時にもすぐ物品が出せるよう、各施設で工夫されている

▼ 目標流量

VV-ECMO	成人でおよそ70mL/kg/min
VA-ECMO	成人でおよそ60mL/kg/min

> VV-ECMOでは、送血と脱血に再循環が存在するため、VA送血よりも多くの血液流量が必要となる

最初はみんな不安です。先輩たちが応援しているのを忘れないで！

モニタリングと管理

回路内圧

- 大きな変化があったらすぐ医師へ報告しましょう。
- 脱血圧は-70mmHg以下になったら脱血不良であると考えられるため、対応が必要です。
- 「肺前圧-送血圧」が100mmHg以上になるようであれば、肺交換を考慮しなければいけません。

▼ VV-ECMOのしくみと回路内圧のモニタリング

脱血圧、肺前圧、送血圧、ガス圧をモニタリングし、変化があれば報告、対応する

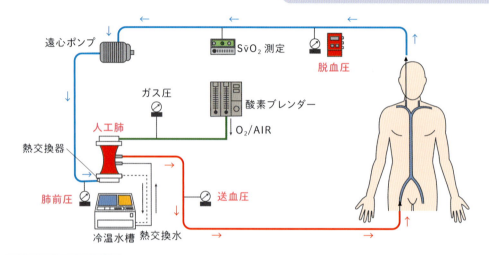

リサーキュレーション

- 送血された血液の一部がまた脱血されることを、リサーキュレーションという。
- ヘモグロビン、心拍出量の値が変わらないのに、人工肺前のSO_2が上昇した場合には、リサーキュレーション率が上昇していると考えられる。
- 原因としては、ECMO流量の過剰、カニューレ位置の不良、心拍出量の低下、右心不全などがある。
- 興奮時や不整脈出現時も注意が必要。

サーキットチェック

- トラブル時は、まず**サーキットチェック**を行い、原因を探します。
- トラブル時だけでなく、勤務開始時にサーキットチェックを行い、血栓の有無や拡大がないか、回路に異常がないかを確認することがトラブル防止につながります。

ライトを使い回路内・外の状態を脱血側から送血側まで順に目視で観察すること

なんで？ どうして？

血漿リークってなに？ どうしておこるの？

血漿リークとは、人工肺の長期使用により、人工肺のガス出口から泡や黄色みを帯びた液（血漿成分）がもれ出す現象です。人工肺は時間とともに劣化して、血漿が人工肺の膜からもれ出し、やがて人工肺機能不全をおこします。血漿リークがみられる場合、人工肺交換が必要になります。

ECMO機器のチェックポイント
こんな状況をみたら、すぐ医師へ報告しよう！！

- ☑ 回路がゆらゆらゆれている（チャタリング）→脱血不良の可能性
- ☑ 遠心ポンプからキーンというポンプの異音が聞こえる→ポンプの軸ずれの可能性
- ☑ O_2フラッシュ時、人工肺のガス出口からブクブクと黄色の泡が出てくる→血漿リークの可能性

なんで？どうして？

Wet-Lung（ウェットラング）ってなに？どうしておこるの？

人工肺の中は中空糸が多数束ねられており、その中を酸素ガスが通り、外を血液が流れて、ガス交換を行っています。暖かい血液と冷えた酸素ガスの温度差により、中空糸の中で結露が生じます。それによりガス流路内の抵抗が上昇しガス交換能が低下することを**ウェットラング**といいます。

ウェットラング予防として、定期的に約10秒間程度、酸素ガスを10L/minくらいまで上昇させてフラッシュ（**O_2フラッシュ**）します。人工肺への吹送ガスを**sweep gas（スウィープガス）**と呼びます。スウィープガス流量を間欠的に増加させれば、結露を吹き飛ばすことができ、人工肺の機能低下予防につながります。ただし、スウィープガス流量を上げすぎるとガス層の圧が高くなりすぎ、人工肺に気泡を生じる危険性があるため注意が必要です。

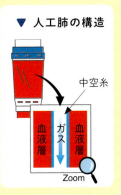
▼ 人工肺の構造

ECMO中のLung Rest設定

- 人工呼吸器を使うときは、人工呼吸器誘発性肺傷害（VILI）のリスクがあるので、肺を傷つけないような人工呼吸器管理をする必要があります。
- ECMO中は人工肺でガス交換を行っているので、肺を休ませる人工呼吸器設定が望ましいです。

ECMO中の抗凝固療法

- 抗凝固薬は未分画ヘパリンが第一選択薬として使用されています。投与量は、ACT（活性化凝固時間）あるいはAPTT（活性化部分トロンボプラスチン時間）の検査値で調節します。
- ECMOカニュレーション直前に未分画ヘパリンを**ボーラス投与**します。カニュレーションが終わり、出血のリスクがない限り持続投与を開始します。安定してからは、一般的な目標として、ACT：150〜180秒、**APTT：40〜60秒**となるよう、未分画ヘパリンの投与量を調整します。
- 抗凝固療法により**出血**がよくみられ、その場合、未分画ヘパリンの減量や、血小板の投与、凝固因子の補充などを行います。

▼ ECMO中の望ましい人工呼吸器設定

F_iO_2 60％以下
吸気プラトー圧 ≦ 25 cmH$_2$O
PEEP 10〜15 cmH$_2$O
呼吸回数 4〜10 /min

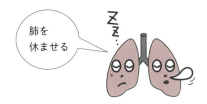
肺を休ませる

- 投与量は、患者さんの出血性素因、最近の手術歴などにより調整
- 3〜6時間おきに測定
- 外科的あるいはカテーテル治療が必要となる場合もある

いつもとちがうと気づけるのは、毎日看ている看護師だからできることだよ。

ECMO装着中患者さんのケア

体温調整
- ECMO装着中の患者さんでは、冷温水槽の温度設定により体温（深部体温37度）を調整します。

カニューレ固定法・皮膚トラブル
- ECMO装着中は栄養状態不良、循環不全、同一体位などにより、皮膚トラブルがよく発生し、回路と皮膚の接触面、踵や後頭部、仙骨部などは褥瘡などの**皮膚トラブルとなりやすい**ため、注意しましょう。
- 脱血管・送血管の位置がずれることで、脱血不良やリサーキュレーションにつながります。刺入部より5cm以上あけて**直接カニューレと皮膚にマーキング**し、ずれていないか確認します。

感染防止
- ECMO装着中の患者さんは、さまざまなデバイスが挿入され感染経路が多いだけでなく、栄養状態が悪いことが多く、抵抗力も低下しています。
- 不要なラインは抜去し、ECMOカニューレの**刺入部**は、感染徴候を発見しやすいように、透明なフィルムで保護します。

鎮静・鎮痛
- 鎮静・鎮痛薬は、ECMO回路と薬物の相互作用、薬物動態、個々の患者さんの反応や病態、鎮静レベルの目標など、さまざまな点を考慮して選択されます。
- カニュレーション時には自発呼吸による静脈内への空気混入を防ぐため筋弛緩薬を使用します。その後、中枢神経の合併症を早期に発見するために、瞳孔・意識レベル・**RASS**をチェックします。前額部に近赤外線スペクトロスコピーによる**rSO₂とBIS測定**のプローベを装着し、モニタリングを行います。
- 患者さんの一番近くにいる看護師は、ベッドサイドで覚醒状況を確認し、精神的援助を行うことがとても重要です。せん妄になっていないか、**CAM-ICU**を使用し評価するとともに、覚醒に向けた日々の鎮静の中断を医師と相談していきましょう。

▼ 刺入部の固定例

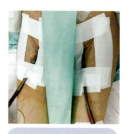

出血がないかを確認するため、カニューレ刺入部は透明なフィルムで固定し、その周りをテープで補強する

▼ ベッドへの固定例

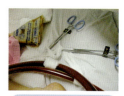

回路はテープで皮膚と2カ所固定し、回路が引っ張られないように、ガーゼをくくり付けた回路を鉗子でベッドに固定する

エアマット・被覆材・除圧クッションなどを使用

2点マーキングが望ましい
被覆材の上にマーキングすると、被覆材がはがれかけたとき、被覆材の下でカニューレがずれていてもマーキングがずれないため異常に気づけない

鼠径部へのカニューレ挿入時は排泄物などで汚染されることがあるため、その都度消毒と被覆材の交換を行う

鎮静レベルの評価法　P.22

局所脳酸素飽和度

Bispectral Index
脳波などを解析することで算出される、麻酔深度・鎮静度を表す指標

せん妄評価法として国際的に認められた方法

栄養

- VV-ECMOの場合、経鼻胃管の挿入を行い、**早期に経管栄養を開始**（24時間以内目標）することが望ましいです。
- 栄養開始後は、継続していけるかの評価を適宜行います。覚醒状況・嚥下機能に問題がなければ、経口摂取を開始します。
- 食事は、患者さんにとっての楽しみのひとつであり、日々のつらい治療と向き合っているなかで唯一のストレス発散ともいえるため、医師の制限範囲内で食事が摂れるよう家族と相談しながら食事介助をします。
- 日々の排便状況の確認をし、便秘であれば**排便コントロール**を行います。

> できる限り早い時期に経腸栄養を開始することが腸の消化吸収機能の低下を予防する

> 麻薬系鎮痛薬の使用は、腸管の蠕動を止めてしまい腸管浮腫を招きやすい

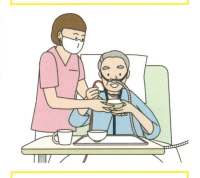

ECMO中のリハビリテーション

- 医師、看護師、臨床工学技士、理学療法士が連携を取り、治療計画とケアの目標を立てて介入します。
- 医師の指示範囲内で**ベッド上でのROM訓練や、呼吸理学療法**を行います。
- リハビリ中やリハビリ後に身体の**痛み**を訴えたら、すぐ医師へ報告しましょう。

> 多職種のスタッフを集めて、端坐位、立位、足踏みなどを行うこともある

> 筋肉内出血などの可能性がある

患者さん・家族への精神的援助

- ECMO装着中の患者さんは、覚醒したとき、自分のからだに太い管が挿入され身動きがとれず、不安や恐怖は計りしれません。**患者さんの不安や恐怖、苦痛を取り除き**、いかに心地よくすごしてもらうかを考える必要があります。
- 家族のサポートに勝るものはありません。普段から十分に**家族とコミュニケーション**を取り、医師の指示範囲内でストレス緩和が図れるような方法を患者さん・家族とともに考えていきましょう。

> ねぎらいの言葉や励まし、安心して治療と向き合えるようなかかわりはとても大事！

> 患者さんの価値観や家での生活状況について情報収集

🖊 新人ナースあるあるメモ

意思疎通できない患者さん

どうしよう？困った！ 生命の危機に陥った患者さんの事前意思の確認ができず、家族が代理意思決定をしなければならなくなった。とても不安そうな家族にどう対応したらいいの？

こうすればだいじょうぶ！ 家族が代理意思決定をしていかなくてはならない場合、家族への精神的援助は重要。いったん意思決定はなされても、「これでよかったのだろうか」と不安や葛藤などがよく生じる。常に家族の気持ちは変化していることを念頭に置き、一度決めたことでも変更できることを伝え、家族の気持ちに寄り添うなどしてサポートしていこう。

［髙島 泉］

5章 循環管理のこれだけ！ポイント

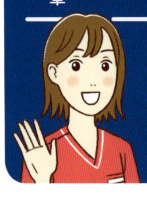

ICUには循環状態が不安定な患者さんが多く、適切に管理することが必要になります。目の前の患者さんをしっかり観察することに加えて、モニタリング・循環補助の機器について知っておくことも大切です。
心電図の基本的なことから一緒にふりかえり、大事なポイントをおさえましょう。

1 | 12誘導心電図

どんな検査？

- 心電図は心臓の電気的興奮を波形で表したものです。
- 12誘導心電図では、心臓をいろいろな角度から観察します。
- どの誘導に変化があるかによって、心臓のどの部位に異常があるか推測できます。

▼ どの誘導でどこの心臓部位の異常がわかるか？

異常が反映される誘導	異常のある心臓の部位
I、aV_L、V_5、V_6（ときにV_4）	左室側壁
V_1〜V_4	左室前壁、心室中隔
II、III、aV_F	左室下壁
aV_R	心室内腔
V_1、V_2	右室
V_3（V_4）	左心室中隔

▼ 四肢誘導の波形

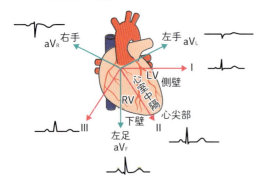

▼ 胸部誘導の波形

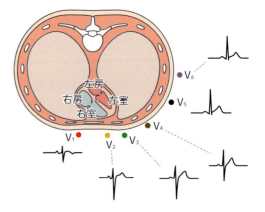

毎日の積み重ねが、あなたを成長させてくれる。がんばりは必ず誰かが見てくれているよ。

▼ 12誘導心電図の正常波形

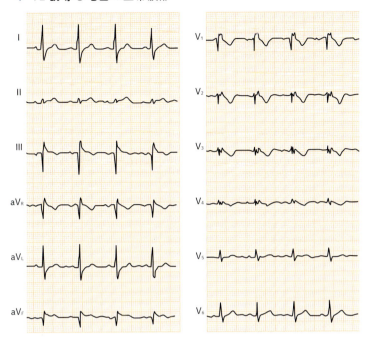

心電図と心臓の動き

- 洞結節で発生した電気刺激が正しく心房、房室結節、心室へと伝わることを、サイナスリズムといいます。
- P波、QRS波、T波が規則正しく一定の間隔で発生します。

▼ 心電図基本波形と心臓の動き

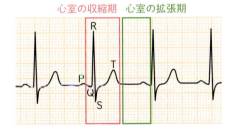

- 1拍の間に心臓は収縮と拡張を行う
- 心房収縮と心室収縮の間には、それぞれ血液が充満する時間が必要
- 血圧変動などによりRR間隔が乱れることもある

▼ 刺激伝導系と心電図波形

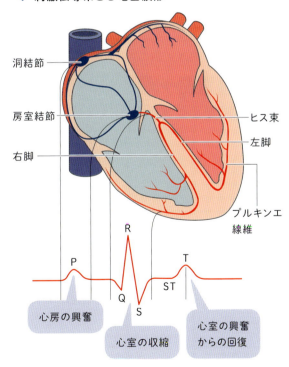

おかしいなと思ったら先輩に報告しよう。それが患者さんの助けになります。

心電図の読みかた

- まずは正常波形をしっかりと頭に入れて、「なにかおかしい」ことに気づけるようになりましょう。
- 決まった順番で波形を見ていくことで、正常とどこが違っているのかがよくわかります。

▼ 心電図を読む手順

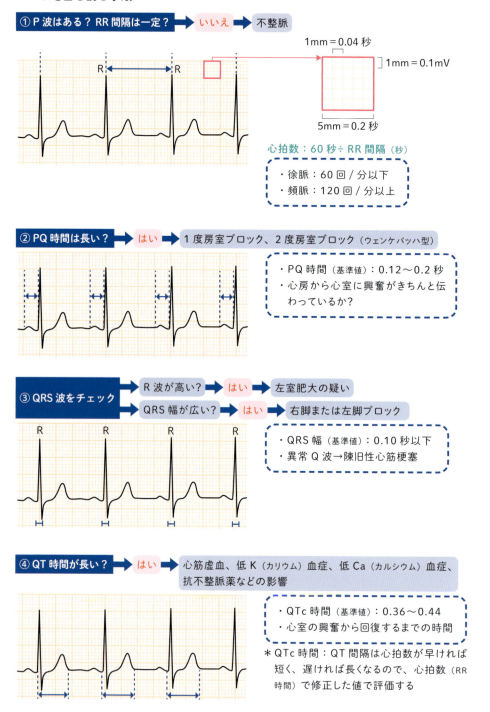

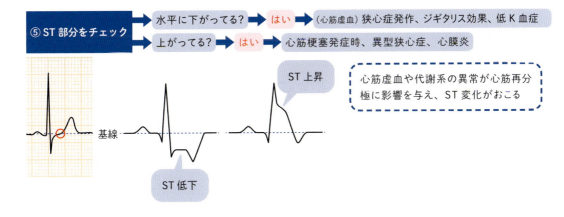

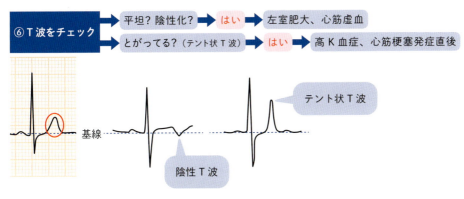

なんで？どうして？

不応期ってなに？ どうして危険なの？

　心筋は特定の電気的な活動を行っている間、そこに新たな刺激を与えても反応しません。その時期を不応期といいます。心電図上、T波の頂点は絶対不応期から相対的不応期に移るタイミングになります。絶対的不応期はどんな強い刺激を与えても反応しない時期で、相対的不応期は比較的強い刺激には反応することがある時期です。T波の頂点付近で新たな強い刺激（心室期外収縮など）を受けた場合、心室頻拍や心室細動のような危険性の高い不整脈が誘発されることがあるのです。

▼ 不応期におきた心室期外収縮により誘発した心室頻拍

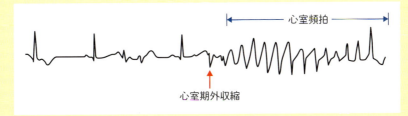

致死的不整脈を発見したら、あわてず落ち着いて行動しよう。　77

新人ナースあるあるメモ

モニターの音

どうしよう？ 困った！ 心電図の心拍数の音が気になり、患者さんが眠れないと、訴えている。どうしたらいいの？

こうすればだいじょうぶ！ 音を小さくしたり、消音することができるか、先輩に相談しよう。モニターの心拍音の同期音を出して、患者さんの急変時に対応できるようにしていることがあるが、その音は夜間の患者さんの睡眠のじゃまになるもの。せん妄を助長することも指摘される。そのため、同期音を連続して響かせておくことが本当に必要なのか判断することや、同期音を響かせるのであれば、音の大きさに配慮する必要がある。

不整脈の種類

- 不整脈には、心拍数の速いものと遅いものがあり、早いものには心房を起源として発生するものと心室を起源として発生するものがあります。

▼ おもな不整脈の種類

	心房性	心室性
頻脈性	洞性頻脈 心房期外収縮（PAC） 発作性上室頻拍（PSVT） 心房細動（AF） 心房粗動（AFL）	心室期外収縮（PVC） 心室頻拍（VT） 心室細動（VF）
徐脈性	房室ブロック	1度房室ブロック 2度房室ブロック （ウェンケバッハ型、モビッツⅡ型） 3度房室ブロック
	洞不全症候群（SSS）	
その他	脚ブロック 早期興奮症候群（WPW症候群など）	

危険な不整脈への対応

- 心室細動、脈のない心室頻拍には、胸骨圧迫と除細動が必要です。
- **無脈性電気活動**、心静止では、除細動が有効ではないため、胸骨圧迫し、アドレナリンを投与します。

> 心電図上何か波形は出ているが脈が触れない状態

モニターのアラーム音は患者さんもビックリします。説明して安心させてあげよう。

▼ 緊急性の高い不整脈

心室細動 → 胸骨圧迫、除細動

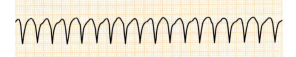

- 正常な形のP波・QRS波・T波はない
- リズムは不規則
- 有効な心拍出量はなく心停止状態

心室頻拍 → 胸骨圧迫、除細動

- QRS波は幅が等しく規則正しい
- 頻拍によって心臓のポンプ機能が低下し、血圧低下や心拍出量の減少がおこる
- 心拍数が早い場合、脈が触知できないこともあり、その場合は心室細動と同様に扱う（脈なしVT）

心室におきた異所性興奮が旋回すること（リエントリー）や自動能亢進によって発生

無脈性電気活動 → 胸骨圧迫、アドレナリン

すぐに心肺蘇生を開始！

- どんな波形（洞調律のような波形）でも、電気的な刺激はあるものの心筋の収縮がみられない→脈が触れない

心静止 → 胸骨圧迫、アドレナリン

すぐに心肺蘇生を開始！

- 平坦な1本の線
- 心臓はまったく動いていない状態

▼ 早急に治療を必要とする不整脈

心房細動 → ドクターコール！　動悸・血圧低下→同期下カルディオバージョン
血圧が安定している→抗不整脈薬　＊脳梗塞の予防が重要

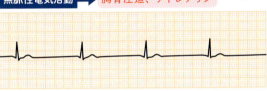
F波
心房
房室結節
心室

- RR間隔が不規則
- QRS幅が狭い

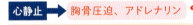
異所性興奮が無秩序に350/分以上発生

5章 循環管理のこれだけ！ポイント

あせらずゆっくり理解していこう。先輩たちにも新人時代の積み重ねがあって、今があるんだよ。

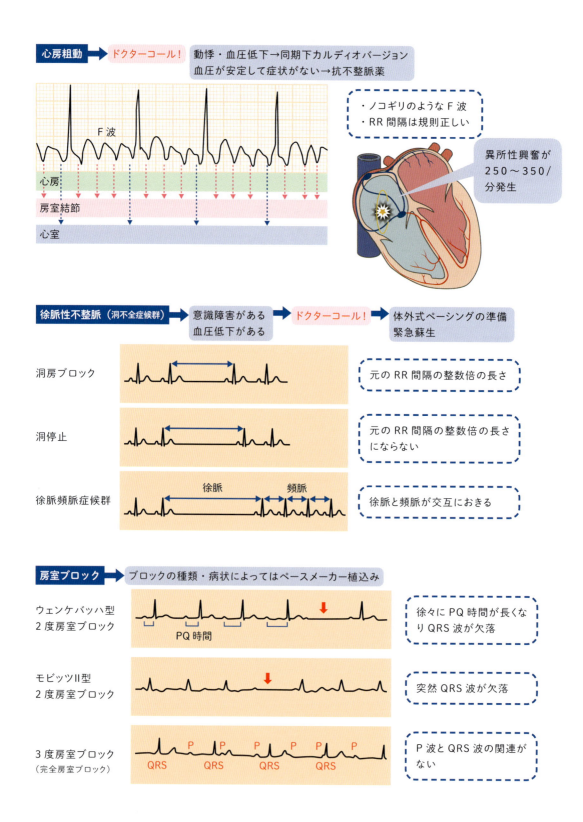

▼ 患者さんの状態の変化や症状の有無によって治療が必要な不整脈

心房期外収縮（PAC）

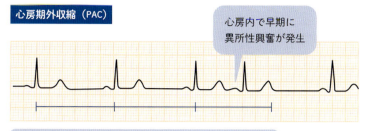

- 心房内で早期に異所性興奮が発生
- QRS波が早く出る
- QRS幅は狭い

・症状がなければ基本的に治療は不要
・時に心房細動に移行することがあるので、注意は必要

心室期外収縮（PVC）

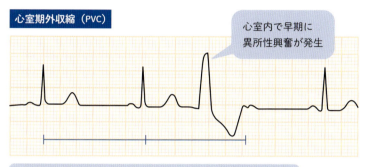

- 心室内で早期に異所性興奮が発生
- QRS波が早く出る
- QRS幅は広い

・基礎疾患の有無によっては、病状が悪化する可能性はある

多形性　　　　　　　　3連発以上（心室頻拍 VT）

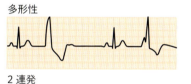　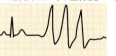

2連発　　　　　　　　短い連結期（R on T 現象）

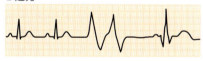

こんな心室期外収縮に注意しましょう。

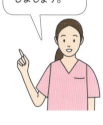

ケアのポイント

✓ 不整脈への対応は、血行動態が不安定かどうか？ 症状があるかどうか？ が重要！
　→血圧低下、意識障害、尿量減少、冷汗、末梢の冷感、失神、呼吸困難、うっ血性心不全、持続する胸痛

［丸山　結］

2｜動脈圧

- 動脈圧測定は直接動脈を穿刺してカテーテルを挿入し、圧トランスデューサーに接続し血圧をモニタリング・測定する方法です。
- 血行動態が不安定な患者さんに持続的なモニタリングとして活用する目的で多く用いられます。

▼ 動脈圧測定の前に知っておきたいこと

目的	・血圧の継続的な観察 ・血液ガス分析のための採血ルートとして使用
適応	・ショックバイタルな状況における血圧の持続的なモニタリング ・血行動態に影響を及ぼす薬剤を持続的に投与している場合 ・人工呼吸器管理などにより、血液ガス分析を必要とする場合
合併症	・出血や血腫の形成 ・血栓・感染・四肢末梢の阻血や壊死
必要物品	22Gインサイト針、ヘパリン生食（ヘパリン2,500単位　生食500mL）、消毒物品、Aライン測定キット、固定のテープ類

▼ 正しい動脈圧波形

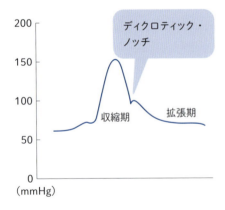

▼ 動脈圧波形の異常

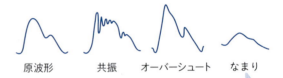

原波形　共振　オーバーシュート　なまり

波形が鈍る、なまるともいう

▼ 動脈圧波形の観察

- 収縮期および拡張期血圧値
- ディクロティック・ノッチの有無
- オーバーシュートしていないか
- アンダーシュートしていないか

🖉 新人ナースあるあるメモ

ライン内の空気や血液凝固

どうしよう？困った！ ライン内に血液凝固を見つけた！どうしたらいいの？

こうすればだいじょうぶ！ 三方活栓からシリンジにて血液を逆流させ、空気や血塊を除去しよう。その後十分にフラッシュする。フラッシュが困難な場合や逆血がない場合は、医師へ報告しよう。

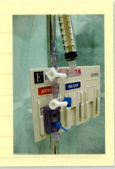

動脈圧測定の手順

①処置の目的や方法を患者さんへ説明します。
②処置がしやすいようにベッドの高さを調整し、患者さんの腕を固定します。
③穿刺によるシーツや病衣の汚染を防ぐため、防水シーツを敷きます。
④穿刺部位に局所麻酔を行います。医師が穿刺部位を消毒し、動脈を穿刺します。
⑤穿刺後、バックフローを確認し、動脈圧ラインキットと空気が混入しないように注意しながら接続します。
⑥専用の固定テープにて固定し、トランスデューサーの「ゼロ点」を合わせます P.84 。

▼ 動脈圧ライン刺入部の固定

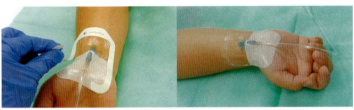

①刺入部を把持しながらテープで固定する。

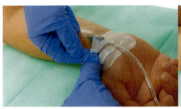 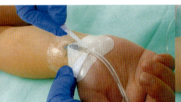 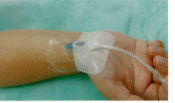

②テープの1本目でラインの下から巻き込むようにしてラインを固定する。

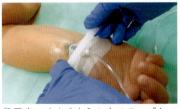 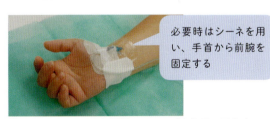

必要時はシーネを用い、手首から前腕を固定する

③固定の上からもう1本のテープを一文字に貼る。　④Aラインのルートを外側にてテープを使用し固定する。

観察のポイント

- ✓ モニター上に正しい動脈圧波形が示されているか確認しよう
- ✓ ラインの接続部分の緩みや、三方活栓の向きが正しいか確認しよう
- ✓ 刺入部の出血の有無や血腫の有無を観察しよう
- ✓ 末梢冷感の有無や、皮膚の色の変化がないか注意して観察しよう
- ✓ 疼痛やしびれの有無を確認しよう
- ✓ 空気により塞栓を及ぼす危険性があるため、ライン内に空気が混入していないか確認しよう

［丸山　結］

3 | 中心静脈圧

- 中心静脈圧（CVP）は、右心系の前負荷を反映し、循環血液量のモニタリングや心機能の評価のひとつとして用いられます。

▼ 中心静脈圧測定の前に知っておきたいこと

基準値	5〜12mmHg
適応	・ショックバイタル、低心機能の患者さんへの循環血液量のモニタリング ・右心不全、術中循環血液量管理
合併症	感染、出血
必要物品	中心静脈圧測定トランスデューサーキット（生食500mL、ヘパリン2,500単位）、加圧バッグ、点滴棒

▼ 中心静脈圧の異常と考えられうる原因

CVP値が高い	循環血液量の上昇 右心不全 心タンポナーデ
CVP値が低い	大量出血・熱傷などによる循環血液量の低下 ショック 心拍出量低下　など

中心静脈圧測定の手順

①患者さんに中心静脈圧を測定する目的と内容を説明します。
②患者さんの体位をフラットな状態に整えます。トランスデューサーのゼロ点は、第4肋間と中腋窩線（右房の高さ）の交点の高さに合わせ測定します。

▼ ゼロ点の合わせ方

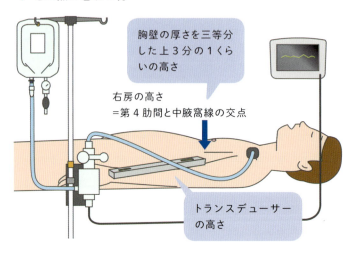

中心静脈圧測定時の注意点

- **胸腔内圧の変動**が中心静脈圧に与える影響を最小限にするため、人工呼吸器管理中でも自然呼吸でも呼気終末で測定することが望ましいです。

> 人工呼吸器管理中は陽圧換気により胸腔内圧が吸気時に陽圧となり、自然呼吸の場合は胸腔内圧は陰圧となっている

[丸山　結]

4 | スワン・ガンツカテーテル

どんな機器?

- スワン・ガンツカテーテルとは、心臓の状態を調べるために肺動脈に留置するカテーテルです。
- 心臓内・肺動脈・肺静脈などの圧、容積、温度などを測定し、心拍出量・駆出率・酸素飽和度なども知ることができます。
- 適応は、心筋梗塞、心不全などの心疾患や開心術後、ショックなどです。

▼ スワン・ガンツカテーテルの構造

カテーテルには複数のルーメンがあり、その数はモデルにより異なる

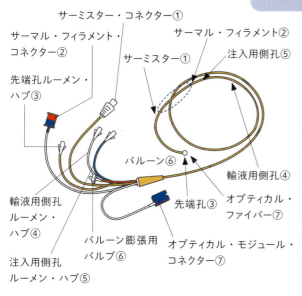

①	・血液温度を測定 ・温度センサーなので、コネクターがついている ・機械につないで使用する
②	・心拍出量測定のための熱エネルギーを出している
③	・カテーテル先端の孔で各心内圧を測定 ・通常、肺動脈の圧を測定
④	輸液ラインとして使用
⑤	熱希釈法により心拍出量を測定
⑥	・バルーンを拡張することにより肺動脈楔入圧を測定 ・拡張させることを「ウェッジ」という
⑦	混合静脈血酸素飽和度を測定

カテーテルの留置

①大腿静脈や内頚静脈、鎖骨下静脈などに、透視下もしくは**ベッドサイドでモニタリング**をしながら留置をします。(あらかじめ圧ラインをトランスデューサーに接続)

②シースイントロデューサーを用いて経皮的にカテーテルを留置します。

③カテーテルを**右心房へ**進めたら先端のバルーンをふくらませて、**血流にのせ肺動脈まで**カテーテルを進めます。(成人で内頚静脈から挿入した場合、穿刺部から15～20cm付近で右心房にとどく)

④バルーンを拡張させると肺動脈楔入圧、収縮させると肺動脈圧となる場所に留置します。通常、肺動脈圧をモニタリングしておきます。(右心房→右心室→肺動脈)

⑤透明な滅菌フィルムドレッシング材を貼付し、刺入部の観察ができるようにしておきます。

⑥留置後、胸部X線で位置を確認します。**長さ**は記録します。(内頚静脈や鎖骨下静脈からの留置の場合は50cm程度、大腿静脈では70cm程度(患者さんの体格によって異なる))

▼ 心内圧の変化

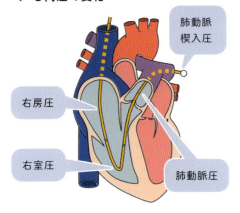
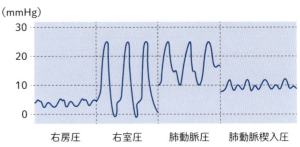

▼ 固定の例

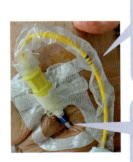

カテーテル位置を調整できるように、清潔に保つため滅菌スリーブをつける 固定時にスリーブを破損しないようにする

感染徴候や出血、血腫、皮下出血など刺入部の観察ができるように、なるべく透明フィルムを使用する

▼ バルーン膨張用バルブ

ロックを確認！
ロックされていないと、カテーテルが抜け先端の位置が変わってしまう

ロックが開いている状態
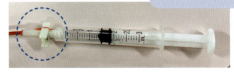

ロックが閉じている状態
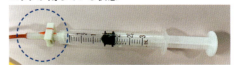

スワン・ガンツカテーテル留置中の看護

- **患者さん**にスワン・ガンツカテーテルを留置することを説明し、協力を得ます。
- カテーテルの先端圧を常にモニタリングし、**波形が変化しないか**を確認します。
- 患者さんの**活動範囲に合わせて**、からだやベッド、衣服に固定します。体位を変えたときには、その都度長さを確認しておきます。
- シリンジはバルーン膨張用バルブにつけたままにしておきます。バルーン膨張用バルブが閉じていることを確認します。留置するときにはバルーンは収縮させておきます。
- 測定時は**ゼロ点調整**を行います。

P.84

からだの動きや安静度が制限されてしまうので、苦痛の軽減に努めよう

正常な圧波形、基準値を確認しておこう

カテーテルが引っ張られて抜けないように注意

合併症

- 留置時の合併症として、不整脈、深部静脈血栓症、肺動脈損傷、感染、出血、血腫があります。

▼ スワン・ガンツカテーテルによるおもな合併症

不整脈	カテーテルが右室流出路を通過するときに、接触して心室頻拍などが出現することがある
深部静脈血栓症	カテーテルを大腿静脈から挿入すると、深部静脈血栓症から肺血栓塞栓症をおこすリスクがある
肺動脈損傷	カテーテルの長期留置時、肺動脈の細い場所に自然と進んでしまっていることがある。そのままバルーンを拡張すると、肺動脈損傷となる。バルーンを拡張する際は、圧波形を確認してから行う

スワン・ガンツカテーテルで得られるパラメータ

- スワン・ガンツカテーテルではさまざまな値を知ることができます。どのように値が推移していくかを確認しそのほかのデータや所見と合わせてアセスメントしていきます。病態を把握し、治療方針の決定を行います。
- 測定装置に身長・体重・肺動脈からの採血で測定したヘモグロビン値や血液ガスの結果などを入力すると、心拍出量や心係数、拍出量、混合静脈血酸素飽和度などの値が得られます。

▼ Forrester（フォレスター）分類

L/min/m²

	Ⅰ群 末梢循環不全なし 肺うっ血なし	**Ⅱ群** 肺うっ血あり 末梢循環不全なし 治療：利尿薬、 　　　血管拡張薬、 　　　NPPV
心係数　2.2	**Ⅲ群** 末梢循環不全あり 肺うっ血なし 治療：輸液、強心薬	**Ⅳ群** 末梢循環不全あり 肺うっ血あり 治療：強心薬、血管拡 　　　張薬、利尿薬 　　　補助循環

18
肺動脈楔入圧（mmHg）

- スワン・ガンツカテーテルを用いた心不全の評価
- 末梢循環不全の基準（CI 2.2L/min/m²）と肺うっ血の基準（PAWP18mmHg）とで心不全の病態を分類し、重症度判定に用いている

機械やモニターの数値だけでなく、症状はどうか？ 見て聴いて触って評価しよう。

▼ スワン・ガンツカテーテルで得られる情報

パラーメータ	基準値	表すもの	変化の要因
右房圧 （RAP）	2～6mmHg	体液量や右心機能 （中心静脈圧とほぼ同じ）	上昇：右心不全、心タンポナーデなど
			低下：循環血液量減少
右室圧 （RVP）	収縮期　15～25mmHg 拡張期　0～8mmHg	右心機能 肺血管抵抗	上昇：右心不全、心タンポナーデ、右室梗塞、肺高血圧、肺動脈狭窄
肺動脈圧 （PAP）	収縮期　15～25mmHg 拡張期　8～25mmHg	肺血管抵抗 （肺高血圧の評価）	上昇：肺血管抵抗上昇、肺塞栓、肺疾患
			低下：循環血液量減少
肺動脈楔入圧 （PAWP）	6～12mmHg	左心前負荷、左心機能 （肺動脈をバルーンで閉じることにより、左房圧とほぼ同じ値を得られる）	上昇：循環血液量増加、左心駆出低下
			低下：循環血液量減少
心拍出量 （CO）	4.0～8.0L /min	1分間に心臓から送られる血液量 一回拍出量×心拍数 ポンプ機能の指標	
心係数 （CI）	2.5～4.0L /min /m^2	心拍出量を体表面積で割って補正 （からだの大きさによって変わる心拍出量を体表面積で補正することで、体格がちがう場合も心拍出量の比較ができる）	
混合静脈血酸素飽和度（S$\bar{\text{v}}$O$_2$）	60～80%	酸素需給バランス （肺でガス交換を行って酸素を各組織に運搬し、右心に戻ってきたときの静脈血の酸素飽和度）	上昇：代謝亢進
			低下：酸素の供給不足か酸素の必要量の増加（酸素化能悪化、心拍出量減少、Hb低下）
体血管抵抗 （SVRI）	1,700～2,400 dynes/sec/cm^5/m^2	血管収縮、左心の後負荷	上昇：血管収縮
			低下：血管拡張

ケアのポイント

☑ それぞれの正常な圧波形を覚えて異常に早く気づくようにしよう

☑ 挿入部の観察をして合併症を早く発見しよう

　　→発赤、疼痛、出血、血腫、皮下出血、熱感、浸出液など

☑ ルートの観察をして事故を避けよう→固定位置の確認、ルート整理、固定テープ

☑ スワン・ガンツカテーテルから得られる数値の変化をキャッチしよう

[佐々木友子]

5 | IABP（大動脈内バルーンパンピング）

こんな機械です

- **IABP**は、心臓のサポートをする機械的補助循環法のひとつです。
- 大動脈に円柱のような風船＝バルーンを置き、心臓の動きに合わせて拡張と収縮を繰り返して、圧補助により心臓の仕事量を減らして**ポンプ機能を補助**します。
- 目的は、①収縮期の後負荷の軽減による心仕事量の減少と心筋酸素量の減少、②拡張期における冠血流量増大です。
- 適応は、心原性ショックや心不全、ポンプ失調をともなう虚血性心疾患などです。
- 禁忌は、中等度以上の大動脈弁閉鎖不全症や大動脈解離などです。

intraaortic balloon pumping

サポート力は心臓の10〜15％

心臓がより楽に血液を拍出できるようにサポートし、それにより必要とするエネルギーは少なくなり、心筋で使う酸素が少なくてすむ

冠動脈によりたくさんの血液が流れるようにサポートし、心筋に十分な栄養がいきわたる

▼ IABP挿入の状態

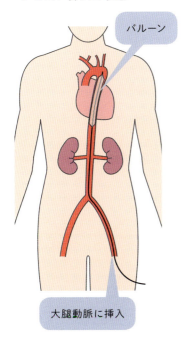

バルーン

大腿動脈に挿入

▼ IABPの適応

- 心原性ショック
- 重症急性心不全
- 虚血性心疾患
- 開心術後の低心拍出量症候群
- ハイリスクのPCI P.40 やCABG P.7
- 体外循環中の拍動流補助

▼ IABPの禁忌とリスク

中等度以上の大動脈弁閉鎖不全症	大動脈弁逆流が増加するため症状が悪化する可能性
大動脈解離	解離の進行の可能性
胸部・腹部大動脈瘤	瘤破裂の可能性
高度の下肢閉塞性動脈硬化症および蛇行	カテーテルの挿入が困難、カテーテル留置による血流阻害
血液凝固異常	出血リスク

最初は機械があると緊張するけど、怖がらずに触れて覚えていこう。

こんなしくみです

- 一般的にはカテーテル室などX線透視下でバルーンカテーテルを留置します。
- **バルーンカテーテルの大きさ**が患者さんに合わない場合は、補助循環効果が十分に得られないだけではなく、腹部臓器への血流障害をおこす可能性があります。
- 大腿動脈を穿刺し、胸部下行大動脈にバルーンカテーテルを挿入し、鼠径部に固定します。バルーンカテーテルに駆動装置を接続し、バルーンを動かします。
- バルーンカテーテルには、ヘリウムガスが用いられています。
- 心臓の拡張期にバルーンはふくらみ、収縮期にはバルーンは収縮して心臓のサポートをしています。
- バルーンの収縮と拡張のタイミングは、心臓の動きに同期させて装置によって決められます。
- 同期させる信号のことをトリガーといい、心電図と同期させるときは心電図トリガー、動脈圧と同期させるときは動脈圧トリガーといいます。

> IABPの留置が決まったら、患者さんの身長を目安にバルーンカテーテルのサイズを決める

▼ 適切なバルーンの位置

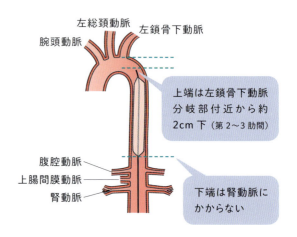

▼ 心電図とバルーンの拡張と収縮のタイミング

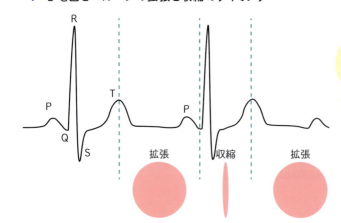

なんで？どうして？

X線でバルーンカテーテルの位置を確認するのはなぜ？

バルーンカテーテルは患者さんのからだの動き、移動などにより位置がずれることがあります。その場合、腹腔動脈や腎動脈が閉塞あるいは血流が減少し、臓器虚血や腎不全を引きおこす可能性があります。位置がずれていたら医師に報告し、位置を調整してもらいます。

こんな効果があります

- IABPの効果として、ダイアストリック・オーグメンテーションとシストリック・アンローディングがあります。

▼ ダイアストリック・オーグメンテーション

心臓の拡張期にバルーンはふくらむ
→大動脈圧が上がる

バルーンが大動脈の血流をせき止め、上行大動脈に向かって血液が逆流する

分岐大動脈の血流量が増える
→脳への血流も増える

冠血流量が増える
→心筋酸素供給量も増える

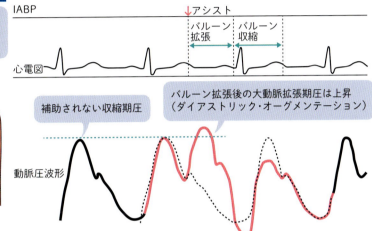

▼ シストリック・アンローディング

心臓の収縮期にバルーンはしぼむ
→大動脈圧が急激に下がる

急激な低下が血流を引っ張る力となり、通常よりも低い圧で血液を大動脈に拍出できる
→心仕事量は減る
→心筋酸素消費量も減る

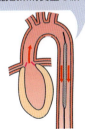

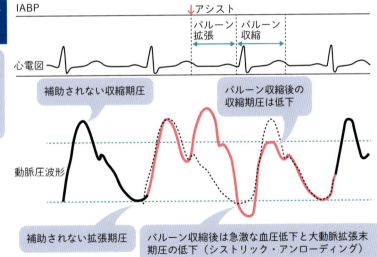

IABP 導入患者さんのケア

- IABP の効果が得られているか、機械が正常に作動しているかを観察します。同時に異常の早期発見と合併症予防に努めます。

IABP導入患者さんの観察

- 心臓が補助されると、心原性ショックや心不全にともなう**症状は改善**します。

> 効果が得られていなければ、薬剤の追加や経皮的心肺補助装置（PCPS）の留置なども考慮する必要がある

- 症状が改善すると、脈拍の減少、血圧上昇、不整脈の改善・消失、呼吸状態の改善、尿量増加がみられます。また、末梢循環も改善しあたたかくなり、チアノーゼが消失します。
- IABP を離脱する際には、**補助を徐々に減らしていきます。**

> 補助の回数を徐々に減らしていく方法と、バルーンの収縮率を下げていく方法がある

- 離脱中に心不全悪化や尿量の減少、心拍数の増加、不整脈の増加などがみられないか注意します。血行動態の悪化がなければ IABP 離脱は可能と判断されます。

▼ IABP 装着中の全身の観察ポイント

血行動態	脈拍の減少、血圧上昇、不整脈の改善、ST 変化の有無、左室駆縮率（EF）の改善、尿量増加、末梢循環不全の改善、下肢虚血の有無、足背動脈触知の有無
呼吸状態	呼吸困難の有無、呼吸回数、呼吸音、副雑音の有無、酸素飽和度、血液ガス分析データの改善
意識レベル	意識レベルの低下の有無
検査データ	血液データ（WBC、CRP、Hb、PLT、ACT、APTT、BNP、電解質、乳酸など）、X 線所見、胸部エコー所見
その他	せん妄の有無、本人や家族の精神面の変化、褥瘡の有無

機器の作動確認

- 機器が正常に作動しているか確認し、アラームが鳴った場合は速やかに対処します。
- 動脈圧波形が二峰性になっていることを確認します。筋電図やノイズで駆動タイミングが合っていないことがあります。
- IABP 装置の動脈圧波形やバルーン内圧波形の異常がないかを確認します。

▼ IABP 本体および回路の確認事項

- ・電源が接続されているか
- ・トリガー・アシストは指示通りか
- ・刺入部の固定は問題ないか
- ・カテーテルの接続は問題ないか
- ・ヘリウムガスの残量は問題ないか
- ・回路内に水滴や血液の混入はないか

🖊 新人ナースあるあるメモ

アラームが鳴った！

どうしよう？ 困った！ はじめてのアラームに動揺して、どうしたらいいかわからない！

こうすればだいじょうぶ！ まず、落ち着いて、アラームの表示を確認しよう。アラームの内容は？ 同時に患者さんの状態に変化がないか確認しよう。患者さんの意識レベルや脈拍、モニター心電図、血圧に変化は？ など先輩に、アラームが鳴ったことと患者さんの状態を相談しよう。患者さんが足を曲げたり、ヘリウムガスチューブが屈曲してしまってアラームが鳴ることがある。理由が解除されれば、問題なく再度作動させることができる。アラーム対応の詳細は、各施設でのルールに従おう。

▼ おもなアラームと対応

アラーム表示	考えられる原因（例）	対処方法
IAB 回路のもれ	IAB 回路への気体流入を検出	回路の接続を確認
自動充填エラー（ヘリウム切れ）	ヘリウムガスボンベが閉じている ヘリウムガスボンベが空	回路の接続を直す ヘリウムガスボンベを開けるか交換する
血液を検出	IAB カテーテル内に血液を検出	血液がないかを確認
自動充填エラー	IAB の自動充填が実行できない	回路の接続・血液混入の有無を確認
急速なガスもれ	IAB 回路で急速なガスもれを検出	チューブの血液を確認 接続部の屈曲やもれの確認
IAB 接続不良	IAB カテーテルまたは延長チューブ外れ	接続の確認と外れているときには接続し直す
IAB 回路のもれ（ガス損失）	接続のゆるみ、急速な拡散によると思われる IAB 回路からの微量なもれを検出した	接続のゆるみやもれ、回路の屈曲がないか確認
トリガー不能	ノイズを検出している 心電図信号が得られない R 波信号が非常に弱い トリガー源が不適切 動脈圧波形がない（小さい）	心電図の電極をつけ直すか装着位置を変える トリガーの変更 動脈圧の回復を試みる
動脈圧トリガー不能	動脈圧波形が得られない 動脈圧波形が圧トリガーに適切ではない	ケーブルが正しいか確認 トランスデューサーの確認 トリガーの変更
オーグメンテーション圧が設定値より低い	患者の血行動態が変化した オーグメンテーションアラームの設定が適切ではない	患者の状態を確認する アラーム再設定

（Maquet 社 CS300 取扱説明書を参考に作成）

「〜しちゃだめ」だけ言われるとつらいから、「〜はできますよ」も患者さんに伝えよう。

▼ IABP ディスプレイ

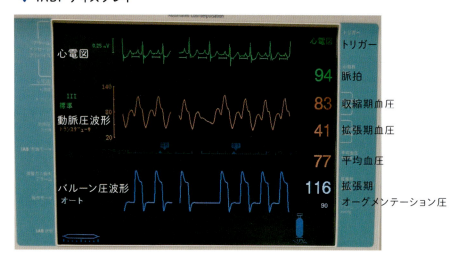

▼ IABP 操作パネル

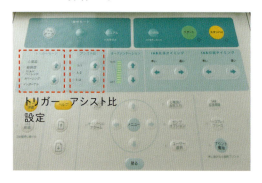

▼ 不適切なタイミングでの動脈圧波形

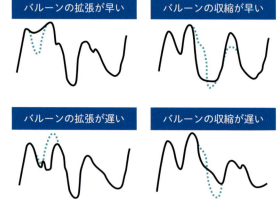

合併症予防

- 合併症の出現に注意します。
- IABP 留置中は体位や運動の制限があり、患者さんが苦痛に感じることがあります。
- IABP 留置側の股関節はなるべく屈曲せず、ベッドのギャッジアップも 30°程度とします。血行動態が安定していれば、**体位変換**は可能です。
- **下肢虚血**をおこすことがあります。IABP を留置する前、留置中、抜去後に足背動脈を触知できるか確認しておきます。位置に印をつけ、同じ場所で確認します。チアノーゼや色調の変化がないか、痛みや冷感やしびれがないか確認します。
- **出血しやすい状態**になります。血栓形成の予防として、ACT が 200 秒前後になるように抗凝固療法を行います。臓器出血や留置部の出血・血腫などに注意します。

> 患者さんに説明し、安楽な体位になるよう調整しよう
> 必要に応じて、鎮痛薬や鎮静薬を用いることもある

> 大腿動脈にカテーテルを留置するので、下肢の血流が悪くなるため

> 抗凝固療法と IABP の機械的摩耗により血小板が減少傾向となるため
> からだの凝固のシステムでは、カテーテル留置により血栓ができやすくなる

▼ IABP の合併症

- 下肢虚血
- 大動脈解離・血管損傷
- 腹部臓器の虚血
- 感染症
- 出血
- 溶血
- 血栓閉塞
- 血小板減少
- 橈骨神経麻痺

▼ ドプラ血流計

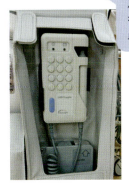

足背動脈が触知できない場合は、ドプラ血流計で確認する

新人ナースあるあるメモ

腰が痛い患者さんへの対応

どうしよう？困った！ 腰が痛いと言っている患者さんに対して、どうしたらいい？動かしたらいけないの？

こうすればだいじょうぶ！ 除圧用の枕などを使用し、患者さんが安楽な体位になるよう調整しよう。患者さんに無理がかからないよう、看護師が介助しながら行おう。膝を伸ばしたままにしておくのは実はとてもつらいこと。下肢にも枕を入れて除圧をしておこう。除圧をしておくと、褥瘡予防にもなるよ。

ケアのポイント

- ☑ **症状の確認**：患者さんの自覚症状や脈拍、血圧、不整脈、意識レベル、尿量、末梢循環は改善したか確認しよう
- ☑ **下肢の虚血**：下肢の動脈触知や色調、冷感を確認しよう
- ☑ **出血**：ACT の値、カテーテルの刺入部の出血や血腫がないかを確認しよう
- ☑ **作動の確認**：動脈圧波形やバルーン内圧は問題ないか確認しよう
- ☑ **患者さんの苦痛緩和**：安静による痛みやせん妄はないか確認しよう

［佐々木友子］

6 | PCPS（経皮的心肺補助法）

こんな機械です

- **PCPS** は、心臓のサポートをする機械的補助循環法のひとつです。
- PCPS は遠心ポンプと膜型人工肺を使用し、**流量補助**で心臓と肺の役割を補助し全身の循環を維持します。
- **サポート力**は心臓の 50～70％といわれています。
- 適応は、心停止に対する緊急心肺蘇生、心筋梗塞や心筋症による重症心不全などです。
- 禁忌は、重度の大動脈弁閉鎖不全や大動脈瘤、大動脈解離などです。

percutaneous（経皮的）
cardiopulmonary（心肺の）
support（補助）

ポンプ機能をまるごとサポートするので、心臓の収縮力をサポートする「圧補助」である IABP より強力

▼ PCPS の適応

・心原性ショック
・重症心不全
・心停止
・開心術後人工心肺離脱困難
・低体温

▼ PCPS の禁忌

重度の大動脈弁閉鎖不全	大動脈弁逆流が増加し心拡張をきたし症状が悪化
出血性ショック	出血助長、出血による循環維持が困難
胸部・腹部大動脈瘤	瘤破裂の可能性
大動脈解離	血管損傷、偽腔への血液流入の可能性
高度下肢閉塞性動脈硬化症	カテーテル留置による血流阻害
血液凝固異常	出血リスク

こんなしくみです

▼ PCPS のしくみ

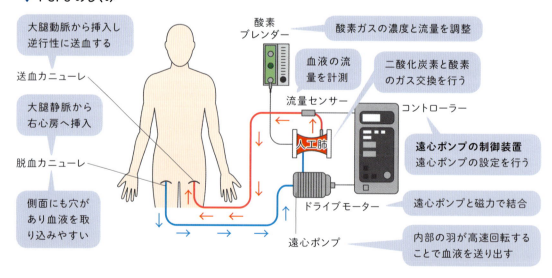

PCPSのような機械がついていることに、まず患者さんも家族もびっくりします。優しく声をかけよう。

- PCPSはカテーテルを留置して、右心房の静脈血を脱血し人工肺による酸素化と遠心ポンプによる全身への送血を行う装置です。
- 蘇生時などに使用するものなので、**短時間での準備が可能**です。
- 回路内部はヘパリンでコーティングされ、血栓ができにくいしくみになっています。

> 短時間でセットできるように、遠心ポンプと人工肺がチューブで接続されている

▼ コントローラー

> バッテリーを搭載しているので移動時などの一時的に電源を外す場合にも使用できる
> いつでも使用できるように充電しておく

- バッテリ表示部
- 流量表示部
- モーター回転数
- パーフュージョン・インデックス表示部

> タッチパネル液晶画面
> 警報なども表示

- 温度表示
- モーター回転数ダイヤル
- モーター回転数
- 流量表示部

▼ 流量計(①)と酸素ブレンダー(②)

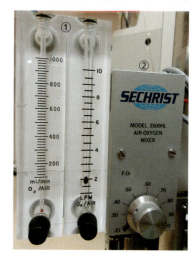

▼ ハンドクランク

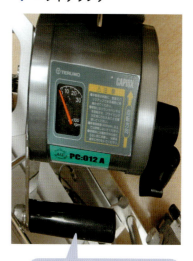

> AC電源とバッテリー電源が遮断されたときに使用

▼ 遠心ポンプと人工肺

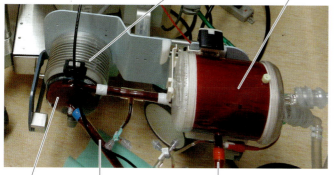

- ドライブモーター
- 人工肺
- 遠心ポンプ
- 脱血カニューレ
- 送血カニューレ

5章 循環管理のこれだけ！ポイント

装置がどんな物品でできているのか？　どういうしくみなのか？　をまず覚えよう。

このように使います

- 導入するときには、PCPS本体、回路、カニューレなどを準備します。カニューレを留置している間に、回路と本体をセットアップします。

①使用するカニューレの決定
- 医師が**カニューレのサイズ**を決めます。 ── 体格・血流量によってサイズを選択する

②カニューレの留置
- **穿刺法**か**カットダウン法**で行います。X線透視下あるいはベッドサイドで行います。
  - 穿刺法 ── 針を刺してカニューレを入れる
  - カットダウン法 ── 皮膚を切開してカニューレを入れる
- 大腿静脈に脱血カニューレ、大腿動脈に送血カニューレを留置します。
- 大腿にナート固定（縫合）されるのでテープやフィルム材で保護します。

③本体と回路の準備
- カニュレーションを行っている間に準備します。
- **PCPS本体に遠心ポンプと人工肺をセットし、生理食塩水などで満たします。** ── プライミング
- 流量センサーにゲルをつけて流量センサーの方向に接続し、酸素ガスを接続します。

④体外循環の開始
- カニューレと回路を空気が入らないように接続し、体外循環を開始します。

PCPS導入患者さんのケア

- PCPSの効果が得られているか、機械が正常に作動しているかを確認します。同時に異常の早期発見や合併症予防に努めます。

なんで？どうして？

脱血カニューレを右大腿静脈に挿入するのはどうして？

脱血カニューレは右心房まで下大静脈を通して挿入しますが、下大静脈はからだの中央より右寄りにあるため、右大腿静脈からのほうが挿入しやすく、左大腿静脈から挿入すると少し遠回りになってより長いカニューレを挿入しなければなりません。そのため、脱血カニューレは右大腿静脈に挿入します。

▼ 流量センサー

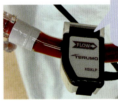

回路内の血液は→の方向に流れる。

▼ PCPSチェックリスト

①電源コードが接続されている
②酸素・空気配管の接続にゆるみはない
③回転数、酸素濃度、酸素流量が設定通りである
④血液流量が維持できている
⑤回路内の血栓や空気混入がない
⑥脱血カニューレの振動がない
⑦送血カニューレの血液が動脈血色（明るい赤）である
⑧遠心ポンプに異常音や発熱がない
⑨回路の屈曲、外れ、圧迫がない
⑩刺入部に血腫や出血がない
⑪足背動脈を触知できる
⑫下肢冷感・チアノーゼ・温度差がない
⑬ACTが200秒前後である

PCPS導入患者さんの観察

- 血栓予防のためヘパリンを使用し、活性凝固時間（ACT）＝200秒程度に管理します。

- 補助流量は、開始直後は約3〜3.5L/minで開始します。血液ガス分析で**アシドーシスや乳酸値が改善していなければ**、補助流量を増やします。

  → 酸素化が十分ではないということ

- 平均血圧は60mmHg以上を目標にします。重症心不全など左心室の動きが弱い場合は、**脈圧が小さく**動脈圧波形が直線に近くなります。

  → 末梢組織の灌流圧が低下するため、末梢循環不全をおこす可能性がある

- **不整脈**出現時は速やかに医師に報告します。

  → カリウムの値や心電図のST変化にも注意

- 体外に血液を出すので、低体温になりやすく保温を行います。また、**熱交換器**を使用します。

  → PCP回路に組み込まれていて、からだに送り込む血液の温度調節を行う

- PCPSでは大腿動脈から逆行性に送血されます。後負荷が増えるため、IABPなどで補助を行います。

  → 循環が維持できる程度の流量にして負荷を防ぐ

- **左室負荷が増える**ため、**肺うっ血**や**肺水腫**となる可能性があります。

  → 呼吸音の変化や分泌物の性状、酸素化（PaO_2の値）に注意

- **呼気終末二酸化炭素分圧（$EtCO_2$）**は、右心室から肺動脈への自己血流（肺循環）の量を反映します。心機能回復の指標となります。

  → カプノメータの値

- 自己心が回復してきたら離脱となります。離脱する場合は徐々にPCPS補助流量を減らし、ON/OFFテストを行い循環を保つことができたら、離脱となります。

- 離脱後に再度状態が悪化することもあるため、十分に観察し対処していくことが必要です。

PCPS導入患者さんの合併症の早期発見と予防

- **下肢虚血**に注意します。チアノーゼや動脈触知を観察します。

  → カテーテルが大腿動脈に留置されているため、血流障害をおこす可能性がある

- 下肢虚血予防のために、送血カニューレから下肢血流を維持するためのルートを作ることがあります。

- 抗凝固療法により血液凝固能が低下しているので、出血に注意します。

- 空気の混入や異物接触により、血栓を形成することがあります。カニューレや人工肺に血栓を発見したら印をつけておきます。また、**脳梗塞**など各臓器障害の有無に注意します。

  → **脳梗塞の症状**：からだの片側が動かせない、意識障害、言葉が出ない

▼ 循環管理の例

補助流量 ≧ 2〜3L/min
平均血圧 ≧ 60mmHg
尿量 ≧ 1mL/kg/h
混合静脈血酸素飽和度（$S\bar{v}O_2$）≧ 60〜70%

なんで？どうして？

右手の橈骨動脈（①）とPCPS送血カニューレ（動脈側②）の血液ガス分析結果を比べるのはどうして？

　PCPS施行中には、PCPSでガス交換された血液と、心臓や肺を循環した血液が、からだの中で混じり合います。その部位をミキシングゾーンといいます。

　心機能があまり低下していない場合は、右手の橈骨動脈（①）には自己肺でガス交換された血液が流れているため、動脈血酸素分圧（PaO_2）は②より①のほうが低くなります。ところが、心拍出量が著しく低下すると、PCPSからの血液が右手の橈骨動脈にも流れてきて、PaO_2は①と②が同じくらい高くなります。このことから、PaO_2を比較して、②より①のほうが低ければ自己肺で酸素化された血液が拍出されている、①と②がほぼ同じであればPCPSに依存していると考えます。

　また、右手の橈骨動脈の血液ガス分析をするのは、脳虚血を予防するためでもあります。自己心が十分に駆出できるようになると、自己肺で酸素化された血液が冠動脈や脳に届きます。呼吸器などの設定を調整し、組織が酸素不足にならないようにします。

▼ ミキシングゾーン

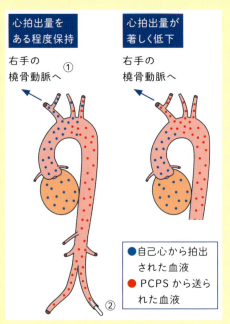

▼ 合併症の観察と対応

	観察ポイント	対応
出　血	・カテーテル類挿入部位の出血や血腫、皮下出血 ・消化管出血や口腔・鼻腔出血 ・意識レベル、麻痺などの神経学的症状（脳出血のリスク） ・血液データ	・ACTを測定し200秒前後に調整 ・下肢の安静（屈曲しない） ・輸血
下肢虚血	・下肢動脈の触知、温度の左右差 ・色調、チアノーゼ	・下肢の保温 ・送血カニューレからの末梢動脈への送血
感　染	・感染徴候（ライン類の留置部、創部など） ・検査データ	・清潔操作 ・標準予防策
溶　血	・血尿 ・検査データ	
血栓・塞栓	・末梢循環障害の有無 ・意識レベル、麻痺など神経学的症状	
褥　瘡	・仙骨部、踵部など好発部位 ・栄養状態 ・循環障害	・除圧 ・体圧分散マットレスの使用 ・体位変換

救命のためにはスピーディでていねいな処置が必要。チームワークも大事！

PCPSの機械管理

- 機械側の異常に気づいたら速やかに対処します。
- AC電源で作動させます。
- 人工肺は膜を使用してガス交換を行っています。**ウェットラング**や**血漿リーク**がおこるとガス交換が障害されます。
- 人工肺の酸素化も使用時間やウェットラング、血漿リークなどで変化します。人工肺は、送血部でPaO_2 300mmHg以上を維持できなければ交換を検討します。
- 遠心ポンプから異常音が聞こえることがあります。
- 脱血カニューレの振動は脱血不良の可能性があります。まず、血圧低下の有無、回路の折れ、**カニューレの位置**を確認します。
- カニューレの血液の色を確認します。送血側の血液色が暗い赤色の場合は、送血カニューレから採血し血液ガス分析を行います。

> 人工肺のガスの流路内に結露して、ガスの流出口から無色透明の液体が排出される

> 淡黄色の液体や泡沫が人工肺のガスの流出口から排出される

> カニューレの位置が同じで抜けていなければ、循環血液量不足かカニューレ先端が血管壁にくっついてしまっている可能性がある

▼ カニューレの血液の色の違い

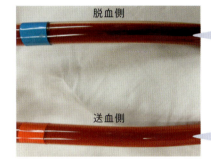

脱血側は酸素が少ないため暗い赤

送血側は酸素化されて明るい赤

ケアのポイント

- ✓ 循環管理の目標が維持できているか確認しよう
- ✓ 下肢の虚血がないか、定期的に動脈触知や色調、温度などを観察しよう
- ✓ ACTの確認をしよう。回路や人工肺に血栓ができていないか確認しよう
- ✓ カニューレ留置部や消化管などに出血がないか確認しよう
- ✓ 酸素化できていない可能性があるため、脱血側と送血側の血液の色にちがいがあるか確認しよう
- ✓ 脱血カニューレの振動がないか確認しよう

[佐々木友子]

6章 ICUのキホン検査・治療

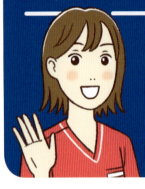

ICUっていろいろな検査・機械があって難しそう！ってイメージがあるよね。何のための検査？治療？ってわかれば難しいイメージが少しでも軽くなるかな。
ICUで多く行われている検査・治療についてまずは見てみましょう。

1 | 体外式ペースメーカー（テンポラリー）

どんな機器？

- **徐脈性不整脈**、心臓血管手術後などに対して自己脈が回復するか、半永久の植込み型ペースメーカーを植え込むまで一時的に使用するペースメーカーです。

> 洞不全症候群、完全房室ブロック、徐脈性心房細動

> 心拍数が低下しているか低下する可能性のある患者さんに使用をする重要な機械です。

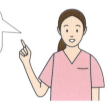

▼ 体外式ペースメーカーのしくみ

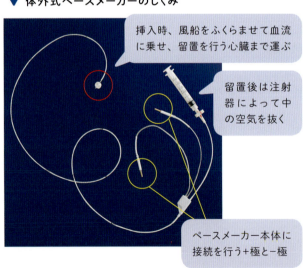

挿入時、風船をふくらませて血流に乗せ、留置を行う心臓まで運ぶ

留置後は注射器によって中の空気を抜く

ペースメーカー本体に接続を行う+極と−極

▼ X線写真でのカテーテル先端の確認

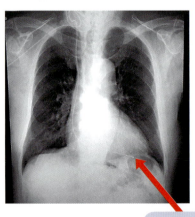

カテーテル先端の位置

設定通りに動いているかモニター上の心電図と、実際の患者観察はとても重要！

おもな挿入アプローチ部位

- 鎖骨下静脈、内頚静脈、大腿静脈よりペーシングカテーテルを挿入します。

ケアのポイント

☑ ペーシングカテーテルは経皮的に挿入されているため感染のリスクがある
　→ケアの際などに皮膚の状態を確認しよう

☑ カテーテルの位置が変わるとペーシングできなくなる可能性がある
　→挿入されている長さを確認し、X線写真で先端の位置がずれていないか観察しよう

機器設定

①心拍数の設定
- 心拍数を何回打ちたいのか設定します。

②心房・心室の感度（sensitivity）
- 自己心拍の検出感度。

③心房・心室の刺激出力（output）

④心房から心室刺激までの刺激伝導時間（A-Vディレイ）
- 生理的な心収縮を行うために心房と心室の収縮のタイミングを変化させます。

⑤動作モード
- 1文字目=刺激電極の位置
　（A：心房、V：心室、D：両方）
- 2文字目=感知電極の位置
　（A：心房、V：心室、D：両方）
- 3文字目=自己心拍を感知した際の応答
　（T：同期型、I：抑制型、D：両方）
　例）VVI：心室で刺激、心室で自己心拍が出たら感知してペーシングしない設定を意味します。

▼ 体外式ペースメーカーの設定表示

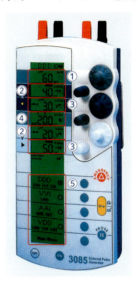

▼ 自己心拍の感知

自己の波高を確実に感知できているかが重要！

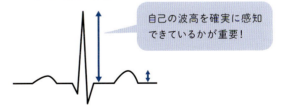

患者さんの自己心拍が出ているときはsens、出ていないときはpaseと機械が認識しているかモニターを見ながら確認しよう。最悪、不整脈を誘発する可能性もある。

［吉田康平］

2 | 除細動器・AED

どんな機器？

- 不整脈がおこった際、外部からの電気刺激によって正常なサイナスリズムに戻す医療機器です。
- 除細動器とAEDは不整脈を治療する機器としては同じですが、より専門的で医師の指示のもと使用する除細動器に比べて、AEDは機器自体が自動判断し簡便に使うことができます。
- AEDは医療知識のない一般の人が使用可能なため、初期治療に重要な機器となっています。

> 学校やデパート、空港などの公共機関や自動販売機に取り付けられているものもある。機会があったら探してみて！

▼ 除細動器　医師が波形を判断し必要なエネルギーを決めたうえでショックを行う

▼ AED　自動で波形を確認し、一般の人でもボタンを押すだけでショックを行える

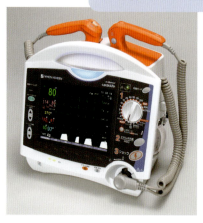
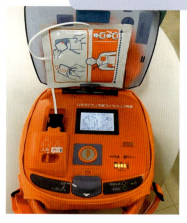

どんなときに使う？

- 心臓が無秩序に収縮を繰り返す心室細動（VF）の状態には、患者さんのQRS波に合わせることなく除細動を行います。
- 心室頻拍（VT）、心房細動（AF）・心房粗動（AFL）の場合、QRS波に合わせて除細動を行います。

どうやって使う？

除細動器
- 医師が波形を確認し、同期の有無を確認します。
- ①出力の設定、②エネルギーの充電、③ショックを行います。

AED
①パッドを取り出し、袋に書かれている通りに患者さんに貼ります。
②自動解析後、必要なら自動で充電し、ボタンを押せばショックが行われます。

[吉田康平]

3 | CRRT（持続的腎機能代替療法）

どんな治療?

- CRRT は、敗血症・多臓器不全・急性肝不全・急性呼吸不全・急性循環不全・急性膵炎・熱傷・外傷・術後などの疾患または病態を伴う急性腎不全の患者さん、循環動態が不安定になった慢性腎不全などに対して、循環動態が崩れないように緩やかに行います。

continuous renal replacement therapy

- CHD、CHF、CHDF といったモードをひっくるめて持続的腎機能代替療法を CRRT といいます。
- 原理として、拡散・濾過・吸着があります。

▼ CRRT のしくみ

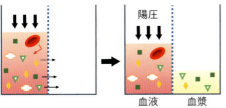

拡散（dialysis）
- 拡散とは、物質が同じ濃度になろうと広まること
- 一定の大きさ以上の物質を透析膜によってより分けている（紅茶のティーバッグをお湯に入れると、ゆっくりと染み出てくるが、葉はバッグの中から出てこない）

濾過（filtration）
濾過とは、膜を隔てて圧をかけた差（膜間圧力差）によって物質の移動、水分の移動を行うこと

- 血球成分（赤血球など）
- アルブミン
- 中分子量物質（サイトカインなど）
- 尿素、クレアチニンなど老廃物 ─ 低分子量物質
- 電解質

CHDF（持続的血液濾過透析）
・持続的に拡散・濾過・吸着を行う
CHD（持続的血液透析）
・F（濾過）を行わない
CHF（持続的血液濾過）
・D（透析）を行わない

吸着
- 拡散・濾過両方に当てはまるのが、膜の特性によって異なる吸着
- 物質が膜に吸着されることで実質除去される

なんで？どうして？

除水やいろいろな物質の除去を行ってくれる濾過のほうが優れているの？

濾過は、圧をかけるので膜が劣化しやすいです。この劣化の指標のひとつとして、膜間圧力差（TMP）があります。TMP が変化してきたら膜が劣化している可能性があるので、観察してください。

ケアのポイント

✓ 回路圧に変化があったらすぐ報告！
✓ ケア時に回路が閉塞しないか注意する!!

▼ CHDF 回路構成と回路内圧力

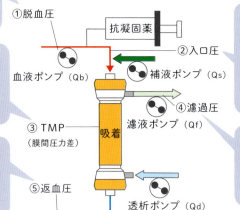

Qb：患者さんより取り出す1分間あたりの血流量
Qd：1時間に流れる透析液の量
Qf：1時間に濾過・透析・除水する量
Qs：1時間に補液する量

回路に十分な血液が取れない指標
患者カテーテルの不良、血液ポンプ以前で閉塞している場合など

文字通り血液が流れている膜の外と中の圧力の差
変化してきた場合は膜が詰まってきた指標となる

患者さんに血液を返す圧力
圧力が高い場合には回路の折れ曲がりなどが考えられる

ダイアライザーに入るまでの圧の指標
低い場合は①同様に脱血不良、高い場合はダイアライザーが詰まってきている（このとき①の圧は変化しない）

ダイアライザーの濾過圧
下がってくれば高い陰圧でないと濾過できない指標となり、膜の詰まりが疑われる

使用物品

- CRRT機本体、血液回路を用います。

カラム（ダイアライザー）

- ストロー状にされた膜の束が集まっており、中を血液、外を治療液が流れます。
- さまざまな種類のカラムが現在販売されていますが、膜の特徴（吸着特性など）や患者さんの状態などによって選ばれています。

抗凝固薬

- 血液を体内から取り出して体外循環を行うため、血液が凝固しないために抗凝固薬を使用します。

透析液（補充液）

- さまざまな種類の透析液があり、からだに必要な電解質 Na、K、Ca、Mg、重炭酸、ブドウ糖などが含まれています。
- 原則、からだに補充すべき物質は多く、除去したい物質は少なく組成されています。

▼ 抗凝固薬の種類と利点・欠点

	ヘパリン	ナファモスタットメシル酸塩
利点	薬価が安い 中和剤がある（プロタミン）	抗凝固時間が短い
欠点・副作用	出血傾向、骨代謝異常、脂質代謝異常、血小板減少症、AT Ⅲ欠乏患者さんには効果が乏しい、HIT患者さんには使用不可	薬価が高い アナフィラキシーの可能性がある

ケアのポイント

✓ ナファモスタットメシル酸塩による抗凝固療法を行う場合、抗凝固時間が短く固まりやすい
→薬剤の残量に注意しよう（回路が詰まってしまい大事な血液を捨てる結果になってしまうこともある）

[吉田康平]

4 | ポータブルX線撮影

どんな検査?

- 多くのICUでは毎日ベッドサイドでポータブルX線撮影を行っています。
- ポータブルX線撮影は、その名の通りX線室でなくても線照射装置とフィルムの間にからだを置き、X線を通過させ、その通り具合をフィルムに焼き付けた画像のことです。
- X線フィルムは、**感光**板です。X線フィルムはもともとは白く、X線が当たることにより黒に変色します。
- X線の透過しやすいものの代表が空気です。逆にX線の透過しにくいものの代表は骨・造影剤です。**水**は空気と骨・造影剤の間の透過性になります。
- 空気の部分はもっとも黒く写り、骨の部分がもっとも白く写ります。

▼ 正常な胸部X線画像

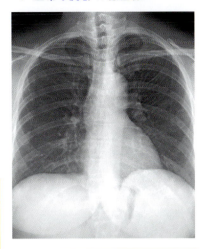

> 感光とは、写真の現像などにも使用されていて、光の照射によって物理的・科学的変化がおこる現象のこと

> 腎臓・肝臓などの実質臓器や心臓・液体の貯留した肺などが含まれる

ポータブルX線検査でわかること

- ポータブルX線撮影にはおもに、胸部X線撮影と腹部X線撮影があります。

胸部X線

- 胸部X線では、うっ血性心不全、気胸、無気肺、肺炎、胸水、皮下気腫・縦隔気腫などがわかります。
- 心臓の異常を胸部X線で見るには、心臓の大きさに注目します。うっ血性心不全では、健常時と比較し心臓が大きく胸部X線撮影に写ります。
- 肺の異常には、気胸、無気肺、肺炎などがあります。

腹部X線

- 腹部X線でわかる異常には、小腸ガス、大腸ガス、ニボー像などがあります。
- 腹部は水分を多く含む臓器が多いため、白く写るものが多いです。ガスは黒く写ります。

ケアのポイント

- ✓ 昨日の画像とちがいはないか?
- ✓ 中心静脈カテーテルなど挿入物の位置は問題ないか?

X線画像を見るのは難しいけど、毎日見ていると変化に気づくことができるようになるよ。

▼ X線検査でわかる異常

うっ血性心不全	心臓や肺血管に血液がうっ滞し、肺動脈の圧が高くなり肺水腫になる。肺動脈が太くなった結果、最終的にバタフライシャドウがみられる
気胸	仰臥位：横隔膜のラインが深く切り込んで見える 立位：肺には血流があり空気より重いため、気胸腔は頭部側に認める
無気肺	肺胞が虚脱した状態になるため、肺の容量が小さくなり、肺の透過性は低下し、白くX線画像に写る
肺炎	空気があるべき肺胞内容が水や痰などに置き換えられ、貯留することにより白くX線画像に写る。間質性肺炎の場合は、炎症が主体とならないためスリガラス状のX線画像になる
腸管閉塞	ニボー像（鏡面像）がみられる。コップなどの容器に水を入れた水平面を指す。横から見る立位のX線写真には写るが、上から見る仰臥位のX線画像では写らないことが多い

▼ バタフライシャドウ

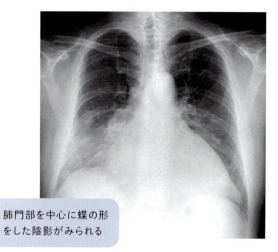

肺門部を中心に蝶の形をした陰影がみられる

▼ 気胸

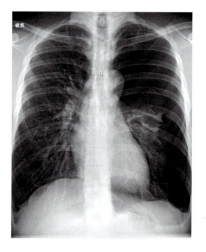

▼ 肺炎：スリガラス影

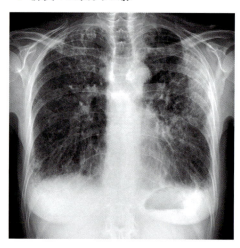

▼ 小腸ガス

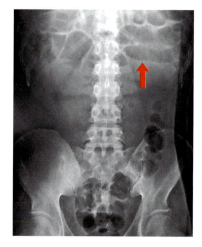

[坂倉亜希子]

7章 ICUでよく使われる薬

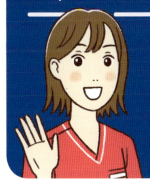

ICUで使用する薬剤は呼吸・循環動態に影響を及ぼしやすく投与前・中・後の観察が重要です。適応や副作用、ナースが知っておきたいポイントを確認し、観察できるようにしましょう。

＊本書では、新人ナースに注目してほしいポイントにしぼって情報を記載しています。
＊本書の情報は2019年6月現在のものです。
＊本書の解説には、一部適応外（承認外）使用も含まれます。実際の使用にあたっては、必ず個々の添付文書を参照し、その内容を十分に理解したうえでご使用ください。
＊本書の編集製作に際しては、最新の情報をふまえ、正確を期すよう努めておりますが、医学・医療の進歩により、記載内容は変更されることがあります。その場合、従来の治療や薬剤の使用による不測の事故に対し、著者および当社は責を負いかねます。

1 │ 循環作動薬

こんな薬です
ICUでは一番よく使い、一番気をつけてモニタリングをしなければならない薬剤。患者さんの循環動態をコントロールする薬剤なのでその投与量にも注意が必要。

商品名 ノルアドリナリン®
一般名 ノルアドレナリン

適応 各種疾患もしくは状態に伴う急性低血圧またはショック時の補助治療（心筋梗塞によるショック、敗血症によるショック、アナフィラキシー性ショック、循環血液量低下を伴う急性低血圧ないしショック、全身麻酔時の急性低血圧など）

副作用 不整脈、急性肺水腫など

ナースが知っておきたいポイント
- ✓ ショック時の第一選択。
- ✓ 末梢血管を強力に収縮させる。ほかのカテコラミンに比べ不整脈のリスクは低いが注意して観察しよう。

社会人一年生、まずは報告・連絡・相談を徹底しよう。

| 商品名 | **ボスミン** ® |
| 一般名 | **アドレナリン** |

| 適応 | 気管支けいれんの寛解、各種疾患もしくは状態に伴う急性低血圧またはショック時の補助治療、心停止時の補助治療、局所出血の予防と治療など |
| 副作用 | 不整脈、急性肺水腫など |

ナースが知っておきたいポイント

- ✔ 心停止時、アナフィラキシー時の第一選択薬。
- ✔ 病態により、使用量と投与経路が異なるため、整理しておこう。
- ✔ ノルアドレナリンに比べ不整脈が出現しやすいため注意が必要。
- ✔ 一部の抗精神病薬との併用で血圧低下を招くため注意が必要（併用禁忌）。

| 商品名 | **イノバン** ® 、**ドミニン** ® |
| 一般名 | **ドパミン** |

ジェネリック	カコージン ®、ドパミンなど
適応	急性循環不全（心原性ショック、出血性ショック）特に無尿、脈拍数の増加した状態。消化管血流を避けたい場合の昇圧
副作用	不整脈、麻痺性イレウスなど

ナースが知っておきたいポイント

- ✔ 投与速度により期待する効果が異なる（低用量で利尿と腎保護作用、中用量から高用量で心収縮増強・心拍数増加・血管収縮）。
- ✔ ノルアドレナリンに比べ、不整脈が出現しやすいため注意が必要。

| 商品名 | **ドブトレックス** ® |
| 一般名 | **ドブタミン** |

ジェネリック	ドブポン ®、ドブタミンなど
適応	急性循環不全における心収縮力増強、心エコー図検査における負荷
副作用	不整脈、動悸など

ナースが知っておきたいポイント

- ✔ 心収縮力が強力で肺血管・末梢血管を拡張させ心負荷を軽減させる。
- ✔ 心臓に働くβ_1作用のみをもつ。そのためノルアドレナリンに比べ不整脈が出現しやすく注意が必要。

ケアのポイント

- ✔ カテコラミンは循環動態の不安定な患者さんに対しては、並列交換（輸注ポンプを2つ使用し、投与されない時間をなくす）を行う→血圧が上昇しすぎることがあるので注意しよう

110 　患者さんの思いに寄り添うことが、何よりも大切だよ。

2 | 血管拡張薬

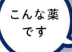
こんな薬です

血管拡張といってもさまざまで、全身の血管を拡張させ血圧を下げる薬剤や、冠動脈を広げて心臓への血流を増やし心機能を改善させるなど、さまざまな効果があるのでしっかりと目的を把握する。

商品名 ペルジピン®
一般名 ニカルジピン

- ジェネリック：ニカルジピン
- 適応：高血圧緊張症、手術時の低血圧維持など
- 副作用：反射性頻脈、血管痛など

ナースが知っておきたいポイント
- ✓ おもに動脈系の血管を拡張させることで降圧する。
- ✓ 配合変化をおこしやすい。
- ✓ 血管痛をおこしやすいので希釈を行うか、原液の場合中心静脈ラインを使用する必要がある。

商品名 ミリスロール®
一般名 ニトログリセリン

- ジェネリック：ミオコール®、ニトログリセリンなど
- 適応：急性心不全、不安定狭心症、手術時の低血圧維持など
- 副作用：血圧低下、メトヘモグロビン血症など

ナースが知っておきたいポイント
- ✓ 動脈に対する作用より、静脈に対する作用のほうが強い。降圧には高用量を要す。使用量は個人差があるため急な血圧低下に注意しよう。
- ✓ 数日で薬剤耐性がおきる。
- ✓ 塩化ビニル製（PVC）の輸液セットでは薬剤の吸着がおこり、チューブの長さと速度に反比例し効果が減少する。

商品名 シグマート®
一般名 ニコランジル

- ジェネリック：ニコランジル
- 適応：急性心不全、不安定狭心症
- 副作用：血圧低下など

ナースが知っておきたいポイント
- ✓ 血圧低下に注意しよう。
- ✓ おもに冠動脈の拡張作用を有し、心臓への血流を増やす目的で使用される。

7章 ICUでよく使われる薬

仲間とのコミュニケーションを大切に！ それが医療事故の予防につながるよ。

3 | 利尿薬

> **こんな薬です**
>
> 集中治療領域において水分バランスの調整はとても大切。そのためバランスが崩れると脱水による電解質異常や循環の崩れ、また薬剤によっては代謝性アルカローシスへ傾くなど、身体のさまざまなところに影響が出てくるので、しっかりと理解しモニタリングしていく必要がある。ラシックス®はその中心薬剤であり、ハンプ®は利尿作用と血管拡張作用を併せもつ薬剤であり、心臓血管外科系の術後患者さんでは使用されることが多い。

商品名 ラシックス®

一般名 フロセミド

ジェネリック フロセミド
適応 高血圧症、心性浮腫（うっ血性心不全）など
副作用 脱水、低カリウム血症、低マグネシウム血症など

ナースが知っておきたいポイント

- ✓ 低カリウム血症に注意しよう。
- ✓ 薬剤への反応はすぐにみられる。
- ✓ 長期の継続的な使用で代謝性アルカローシスを引きおこすことがある。
- ✓ 持続投与のときは配合変化をおこしやすいので注意しよう。

商品名 ソルダクトン®

一般名 カンレノ酸カリウム

ジェネリック カンレノ酸カリウム
適応 心性浮腫（うっ血性心不全）、肝性浮腫、原発性アルドステロン症など
副作用 高カリウム血症など

ナースが知っておきたいポイント

- ✓ 利尿作用をねらってというよりはフロセミドの低カリウム血症の予防・改善目的に併用されることが多い。
- ✓ 高カリウム血症のリスクがあるのでカリウムのモニタリング、心電図評価を行おう。
- ✓ 他の薬剤との同一ルートではなく、単独ルートでの投与が望ましい。

商品名 ハンプ®

一般名 カルペリチド

適応 急性心不全
副作用 血圧低下など

ナースが知っておきたいポイント

- ✓ 血圧低下や徐脈をおこす可能性があるので注意しよう。

商品名 サムスカ®

一般名 トルバプタン

適応 他の利尿薬で効果不十分な心不全における体液貯留など
副作用 高ナトリウム血症、その他電解質異常など

ナースが知っておきたいポイント

- ✓ 強力な水利尿作用をもっている薬剤で、特に投与早期からのナトリウムの上昇には注意しよう。

4│抗不整脈薬

> **こんな薬です**
>
> ここでは頻脈性の不整脈に対して使用する薬剤を紹介する。不整脈の種類によっては薬剤投与の緊急を要するものもあるので、不整脈の理解（心房性、心室性、頻脈性、徐脈性）と薬剤の整理が必要。

商品名 **オノアクト**®

一般名 **ランジオロール**

適応 周術期、心機能低下時における上室性不整脈

副作用 血圧低下、徐脈など

ナースが知っておきたいポイント

✓ 過度の血圧低下や徐脈に注意しよう。
✓ 即効性があるため十分にモニタリングしよう。

商品名 **ヘルベッサー**®

一般名 **ジルチアゼム**

ジェネリック ジルチアゼム

適応 上室性不整脈、心室性頻拍（保険適応外）

副作用 徐脈、血圧低下など

ナースが知っておきたいポイント

✓ 過度の血圧低下や徐脈に注意しよう。
✓ 即効性があるため十分にモニタリングしよう。
✓ 心機能が低下している患者さんでは副作用が出やすいので注意しよう。

商品名 **アンカロン**®

一般名 **アミオダロン**

適応 緊急を要する心室細動・心室頻拍。電気的除細動抵抗性の心室細動あるいは無脈性心室頻拍による心停止。上室性不整脈（保険適応外）

副作用 QT延長症候群、血圧低下、徐脈、肝機能障害、間質性肺炎など

ナースが知っておきたいポイント

✓ 基本単独投与で行おう。
✓ 塩化ビニル製（PVC）の輸液セットでは薬剤の吸着がおこり、効果が減少する。
✓ 投与方法が複雑なので、用法・用量に注意しよう。

商品名 **ワソラン**®

一般名 **ベラパミル**

ジェネリック ベラパミル

適応 上室性不整脈（上室性頻拍、心房細動、心房粗動）

副作用 血圧低下など

ナースが知っておきたいポイント

✓ 心機能が悪い患者さんでは低血圧に陥るリスクが上がるため、注意してモニタリングを行おう。

ICUでは使用する薬剤がいっぱい。あせらず、ひとつずつ確実に覚えていこう。

5 鎮痛薬

> **こんな薬です**
> ICUにいる患者さんは疾患そのものの痛みだけではなく、術後創部、体位変換、カテーテル挿入などさまざまな痛みを伴う。痛みが続くと苦痛や不安、循環動態の変動、せん妄などの原因となる。鎮痛薬は痛みをコントロールすることでこれらの症状を改善・予防する。

商品名 フェンタニル

一般名 フェンタニル

ジェネリック なし

適応 全身麻酔・全身麻酔における鎮痛、激しい疼痛に対する鎮痛（術後疼痛・がん性疼痛など）など

副作用 呼吸抑制、便秘、嘔気・嘔吐など

ナースが知っておきたいポイント

- ✓ 長時間使用で呼吸抑制、覚醒遅延がおこりうることに留意しよう。
- ✓ 便秘、嘔気・嘔吐の副作用に注意しよう。
- ✓ モルヒネに比べ血管拡張作用、呼吸抑制、便秘はおこりにくい。
- ✓ 麻薬性鎮痛薬。

商品名 モルヒネ

一般名 モルヒネ

適応 激しい疼痛時における鎮痛・鎮静、激しい咳嗽発作における鎮咳など

副作用 呼吸抑制、便秘、嘔気・嘔吐など

ナースが知っておきたいポイント

- ✓ 血管拡張作用があり循環動態の変化に気をつけながらしっかりとモニタリングしよう。
- ✓ 便秘、嘔気・嘔吐の副作用に注意しよう。
- ✓ 麻薬性鎮痛薬。

商品名 アセリオ

一般名 アセトアミノフェン

適応 経口製剤および坐剤の投与が困難な場合における疼痛および発熱

副作用 肝障害など

ナースが知っておきたいポイント

- ✓ 長期間、高用量の使用で肝障害がおこりやすくなるので、特に肝不全のある患者さんで注意しよう。
- ✓ きちんとした薬効を得るために15分かけて投与しよう。

商品名 ソセゴン®

一般名 ペンタゾシン

ジェネリック ペンタゾシン注

適応 各種がん・術後疼痛など

副作用 血圧上昇

ナースが知っておきたいポイント

- ✓ 交感神経刺激作用があり、血圧上昇など循環動態の変化に気をつけながらしっかりとモニタリングしよう。
- ✓ ICUでは基本的に麻薬性鎮痛薬が用いられるため、使用頻度は低い。

商品名 レペタン®

一般名 ブプレノルフィン

ジェネリック ブプレノルフィン注

適応 各種がん・術後疼痛など

副作用 血圧低下など

ナースが知っておきたいポイント

- ✓ 血管拡張作用があり、血圧低下など循環動態の変化に気をつけながらしっかりとモニタリングしよう。
- ✓ ICUでは基本的に麻薬性鎮痛薬が用いられるため、使用頻度は低い。

患者さんの痛みを取り除くことは、不安やストレスの軽減、せん妄の予防につながるよ。

6 | 鎮静薬

> **こんな薬です**
>
> 鎮静薬は不安・不穏を和らげ、患者さんの快適性を確保する助けをする。投与量を増やせば意識を消失させられるが、自発呼吸が不十分となるため気道を管理する必要がある。ほかにも酸素消費量・基礎代謝量を減らす、換気を改善するといった目的で使用する。

商品名 ディプリバン®

一般名 プロポフォール

ジェネリック プロポフォール
適応 集中治療における人工呼吸中の鎮静など
副作用 血管痛、低血圧、横紋筋融解症など

ナースが知っておきたいポイント

- ✓ 血管拡張作用があり、血圧低下など循環動態の変化に気をつけながらしっかりとモニタリングしよう。
- ✓ 呼吸抑制作用があるので呼吸状態をしっかりとモニタリングしよう。
- ✓ 卵黄レシチン、大豆油由来の成分が含まれるため、卵や大豆アレルギーの患者さんでは使用を控えなければならない。
- ✓ 脂肪乳剤のため細菌汚染がおこりやすいので、12時間ごとにシリンジやルートを交換しよう。
- ✓ 投与部位の血管痛に注意しよう。

商品名 ドルミカム®

一般名 ミダゾラム

ジェネリック ミダゾラム
適応 集中治療における人工呼吸中の鎮静など
副作用 低血圧、呼吸抑制、ベンゾジアゼピン離脱症候群（不安・不穏・発熱・頻脈・けいれん）など

ナースが知っておきたいポイント

- ✓ 血管拡張作用があり、血圧低下など循環動態の変化に気をつけながらしっかりとモニタリングしよう。
- ✓ 呼吸抑制作用があるので呼吸状態をしっかりとモニタリングしよう。
- ✓ 高齢者、肝機能障害者で鎮静効果が遷延するので注意しよう。
- ✓ けいれん重積時の第一選択薬。

商品名 プレセデックス®

一般名 デクスメデトミジン

ジェネリック デクスメデトミジン
適応 集中治療における人工呼吸中の鎮静など
副作用 徐脈、低血圧など

ナースが知っておきたいポイント

- ✓ 血管拡張作用があり、血圧低下など循環動態の変化に気をつけながらしっかりとモニタリングしよう。
- ✓ 徐脈がおこることがあるので心拍数に注意しよう。
- ✓ 肝機能障害者で鎮静効果が遷延するので注意しよう。

商品名 セレネース®

一般名 ハロペリドール

ジェネリック ハロペリドール
適応 統合失調症、そう病など
副作用 悪性症候群、錐体外路障害、QT延長など

ナースが知っておきたいポイント

- ✓ 筋固縮、無動、振戦といった錐体外路障害の症状が出ていないか注意して観察しよう。
- ✓ QT延長がおこる薬剤として知られているので、心電図の変化に注意しよう。

7章 ICUでよく使われる薬

ICUでは患者さんも家族も不安でいっぱい。その不安に耳を傾けて。

| 商品名 | **ホリゾン®、セルシン®** |
| 一般名 | **ジアゼパム** |

ジェネリック	ジアゼパム
適応	てんかん様重積状態、術後不安・興奮・抑うつの軽減など
副作用	呼吸抑制、静脈炎など

ナースが知っておきたいポイント

- ✓ 呼吸抑制作用があるので呼吸状態をしっかりとモニタリングしよう。
- ✓ 投与部位に静脈炎がおきていないかしっかり確認しよう。
- ✓ けいれん重積時の第一選択薬。

7 | 筋弛緩薬

こんな薬です　筋弛緩薬は筋収縮を阻害することで開口や首を動かしやすくし、気管挿管を容易にすることができる。ほかにも自発呼吸を抑えることで人工呼吸器への同調性を高める、筋収縮による酸素消費量を減少させるといった目的で使用する。

| 商品名 | **エスラックス®** |
| 一般名 | **ロクロニウム** |

ジェネリック	ロクロニウム
適応	麻酔時の筋弛緩、気管挿管時の筋弛緩
副作用	呼吸抑制、アナフィラキシーなど

ナースが知っておきたいポイント

- ✓ 筋弛緩作用により呼吸抑制がおこるので呼吸状態のモニタリングをしっかりと行おう。
- ✓ 投与開始時のアレルギー反応がおこらないか注意しよう。

8 | 血栓溶解薬

こんな薬です　血管に血栓が詰まるとその先の血流が遮断され、時間とともに組織や細胞が壊死していく。血栓溶解薬は組織や細胞が壊死する前に血管に詰まった血栓を溶かし、開通させる薬。血管に血栓が詰まって間もないうちに血流を再開できれば組織や細胞の壊死も防げ、症状が軽くてすむ。一方で血管が詰まってから時間が経ち組織や細胞の壊死が多くなれば、血栓溶解薬を使用することで壊死した部位から出血をおこす危険性が高くなる。血栓溶解薬は血管が詰まってから薬を投与するまでの時間が重要となる薬。

| 商品名 | **グルトパ®、アクチバシン®** |
| 一般名 | **アルテプラーゼ** |

| 適応 | 虚血性脳血管障害急性期に伴う機能障害の改善（発症後4.5時間以内）、急性心筋梗塞における冠動脈血栓の溶解（発症後6時間以内） |
| 副作用 | 出血など |

ナースが知っておきたいポイント

- ✓ 出血の合併症に注意しよう。

ICUでは不眠となりやすいため、しっかり休息がとれるよう援助しよう。

9 | 抗凝固薬

こんな薬です

血栓溶解薬はすでに形成された血栓を溶解するのに対し、抗凝固薬は新たな血栓が形成されるのを予防する薬。ヒトのからだの中でおこる不都合な血液凝固反応を防止する。また体外循環装置使用時に人工回路内に血栓が形成されるのを防ぐ目的でも使用する。血を固まりにくくする薬なので出血の合併症に注意が必要。

商品名 ヘパリン Na

一般名 ヘパリンナトリウム

ジェネリック ヘパリンナトリウム

適応 血栓塞栓症（静脈血栓症、心筋梗塞症、肺塞栓症、脳塞栓症、四肢動脈血栓塞栓症、手術中・術後の血栓塞栓症など）の治療および予防、播種性血管内血液凝固症候群（DIC）の治療、血液透析・人工心肺その他の体外循環装置使用時の血液凝固の防止など

副作用 出血、ヘパリン起因性血小板減少症（HIT）など

ナースが知っておきたいポイント

✔ 効果の指標として APTT（活性化部分トロンボプラスチン時間）、ACT（活性化凝固時間）がある。
✔ 出血の合併症に注意しよう。
✔ ヘパリン起因性血小板減少症（HIT）の副作用があるため、血小板の減少時は注意しよう。

商品名 フラグミン®

一般名 ダルテパリンナトリウム

ジェネリック ダルテパリン Na

適応 血液体外循環時の灌流血液の凝固防止（血液透析）、播種性血管内血液凝固症候群（DIC）など

副作用 出血、ヘパリン起因性血小板減少症（HIT）など

ナースが知っておきたいポイント

✔ 出血の合併症に注意しよう。
✔ ヘパリン起因性血小板減少症（HIT）の副作用があるため、血小板の減少時は注意しよう。

商品名 ノバスタン®

一般名 アルガトロバン

ジェネリック アルガトロバン

適応 発症後48時間以内の脳血栓症急性期（ラクネを除く）に伴う神経症候（運動麻痺）、日常生活動作（歩行、起立、坐位保持、食事）の改善、ヘパリン起因性血小板減少症（HIT）II型における血栓症の発症抑制など

副作用 出血など

ナースが知っておきたいポイント

✔ 効果の指標として APTT（活性化部分トロンボプラスチン時間）、ACT（活性化凝固時間）がある。
✔ 出血の合併症に注意しよう。
✔ ヘパリン起因性血小板減少症（HIT）のときの第一選択薬として使われる。

7章 ICUでよく使われる薬

あなたの笑顔は、きっと患者さんの励みになるよ。

| 商品名 | フサン® |
| 一般名 | ナファモスタット |

ジェネリック	コアヒビター®、ナオタミン®
適応	出血性病変または出血傾向を有する患者さんの血液体外循環時の灌流血液の凝固防止など
副作用	出血など

ナースが知っておきたいポイント

✓ 出血の合併症に注意しよう。
✓ 白濁あるいは結晶が析出する場合があるので、溶解液は5%ブドウ糖注射液または注射用水を使用する。

なんで？ どうして？

ICUでの薬剤投与には十分な注意が必要なのはなぜ？

ICUでは、限られたルートからたくさんの薬剤を投与するため、ルートトラブルに注意が必要です。配合禁忌薬を同じルートから投与すると混濁や結晶化をおこしてしまうため、配合禁忌を確認し医師・薬剤師と相談してルートの選択をしましょう。また、三方活栓の向きやクレンメが閉じていることにより閉塞をおこすことがあるため、投与開始時は十分に注意する必要があります。ルートがからだの下敷きになり屈曲することにより閉塞することもあるため注意が必要です。特にカテコラミンや抗不整脈薬、血管拡張薬は閉塞が解除されることでフラッシュ投与されてしまうため、循環動態が不安定となってしまいます。ルート管理を確実に行い、事故を未然に防ぎましょう。

✏ 新人ナースあるあるメモ

静脈の炎症

どうしよう？ 困った！ 患者さんの末梢ラインの刺入部から静脈が赤く腫れ熱感もある！ 何がおこったの？

こうすればだいじょうぶ！ ICUではさまざまな薬剤を使用し、中心静脈からの与薬ではなく、末梢血管を使用しての与薬もある。薬剤によっては濃度に由来するpHの関係で、末梢血管を傷つけてしまうことがある。全身状態を観察するときには末梢血管の観察も重要な観察項目。熱感や発赤がみられたときには早めに場所を変更し再挿入をしよう。患部の観察と冷罨法、場合によっては薬剤を使用することが必要になる。患部をよく観察して先輩に報告しよう。また、薬剤の濃度が原因となる場合もあるので、医師や薬剤師と相談し、濃度を変更したり内服に変更するなどしよう。

[坂野博之／長原新太郎／山下治峰]

8章 ICUでよく聞く略語

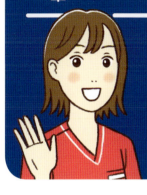

ICUでは、治療対象となる疾患・病態が多岐にわたり、専門的な略語が多く、はじめはとまどうことも多いと思います。少しずつ慣れていきましょう。
ここでは、よく使われる略語を紹介します。

	略語	意味／フルスペル
A	AAA	腹部大動脈瘤 abdominal aortic aneurysm
	ABG	動脈血ガス arterial blood gas
	ACLS	二次救命処置 advanced cardiac life support
	AF	心房細動 atrial fibrillation
	AFL	心房粗動 atrial flutter
	AKI	急性腎障害 acute kidney injury
	ALI	急性肺傷害 acute lung injury
	AMI	急性心筋梗塞 acute myocardial infarction
	AR	大動脈弁逆流症（大動脈弁閉鎖不全症） aortic regurgitation
	ARDS	急性呼吸窮迫（促迫）症候群 acute respiratory distress syndrome
	AS	大動脈弁狭窄症 aortic stenosis
	AVM	動静脈奇形 arteriovenous malformation
B	BLS	一次救命処置 basic life support
C	CABG	冠動脈バイパス術 coronary artery bypass grafting
	CAG	冠動脈造影 coronary angiography
	CAM-ICU	ICU 集中治療室のせん妄評価法 Confusion Assessment Method for the ICU

	略語	意味／フルスペル
	CBF	脳血流 cerebral blood flow
	CHF	うっ血性心不全 congestive heart failure
	CI	脳梗塞 cerebral infarction
	CI	心係数（心拍出量／体表面積） cardiac index
	CMR	脳代謝率 cerebral metabolic rate
	CNS	中枢神経系 central nervous system
	CO	心拍出量 cardiac output
	COPD	慢性閉塞性肺疾患 chronic obstructive pulmonary disease
	CPA	心肺停止 cardiopulmonary arrest
	CPAP	持続的気道陽圧法 continuous positive airway pressure
	CPR	心肺蘇生術 cardiopulmonary resuscitation
	CSDH	慢性硬膜下血腫 chronic subdural hematoma
	CV	中心静脈 central venous
	CVA	脳血管障害 cerebrovascular accidents
	CVP	中心静脈圧 central venous pressure
D	DBI	びまん性脳損傷 diffuse brain injury

職場によっては呼び方がちがうかも。確認してみよう。

略語	意味／フルスペル		略語	意味／フルスペル
DI	尿崩症 diabetes insipidus	N	NPPV	非侵襲的陽圧換気 noninvasive positive pressure ventilation
DIC	播種性血管内凝固症候群 disseminated intravascular coagulation		NRS	数値評価スケール numerical rating scale
DNAR	蘇生適応除外、心肺蘇生を行わない do not attempt resuscitation	O	OMI	陳旧性心筋梗塞 old myocardial infarction
DVT	深部静脈血栓症 deep vein thrombosis	P	PAC	心房期外収縮 premature atrial contraction
E ECF	細胞外液 extracellular fluid		$PaCO_2$	動脈血二酸化炭素分圧 partial pressure of arterial carbon dioxide
ECG	心電図 electrocardiogram		PaO_2	動脈血酸素分圧 partial pressure of arterial oxygen
ECMO	体外式膜型人工肺 extracorporeal membrane oxygenation		PAP	肺動脈圧 pulmonary arterial pressure
EEG	脳波 electroencephalogram		Paw	気道内圧 airway pressure
EF(LVEF)	左室駆出率 (left venticular) ejection fraction		PCAS	心肺停止後症候群 post-cardiac arrest syndrome
$EtCO_2$	呼気終末二酸化炭素分圧 end-tidal carbon dioxide		PCI	経皮的冠動脈インターベンション percutaneous coronary intervention
F F_IO_2	吸入気酸素濃度 fraction of inspired oxygen		PCPS	経皮的心肺補助装置 percutaneous cardiopulmonary support
G GCS	グラスゴーコーマスケール（昏睡尺度） Glasgow Coma Scale		PCV	従圧式換気 pressure control ventilation
H HFNC	高流量鼻カニューラ酸素療法（ハイフローセラピー） high-flow nasal cannula		PEEP	呼気終末陽圧 positive end-expiratory pressure
I IABP	大動脈内バルーンパンピング法 intraaortic balloon pumping		P/F 比	酸素化係数 PaO_2 / F_IO_2 ratio
ICF	細胞内液 intracellular fluid		PIP	最高気道内圧、ピーク圧 peak inspiratory pressure
ICH	脳内血腫 intracerebral hematoma		Pplat	プラトー圧 plateau pressure
ICP	頭蓋内圧 intracranial pressure		PSV	プレッシャーサポート換気 pressure support ventilation
IE	感染性心内膜炎 infective endocarditis		PVC	心室期外収縮 premature ventricular contraction
IIT	強化インスリン療法 intensive insulin therapy	R	RASS	リッチモンド興奮 - 鎮静スケール Richmond agitation-sedation scale
J JCS	日本昏睡指数 Japan Coma Scale	S	SAH	くも膜下出血 subarachnoid hemorrhage
M MOF	多臓器不全 multiple organ failure		SIRS	全身性炎症反応症候群 systemic inflammatory response syndrome
MR	僧帽弁逆流症（僧帽弁閉鎖不全症） mitral regurgitation		SR	洞調律 sinus rhythm
MS	僧帽弁狭窄症 mitral stenosis		SSS	洞不全症候群 sick sinus syndrome
MV	分時換気量 minute volume	T	TAA	胸部大動脈瘤 thoracic aortic aneurysm

はじめて聞く言葉も多いと思うけど、あせらないでひとつずつ覚えていこう。

	略語	意味／フルスペル
V	TIA	一過性脳虚（乏）血発作 transient ischemic attack
	TR	三尖弁逆流症（三尖弁閉鎖不全症） tricuspid regurgitation
	VAP	人工呼吸器関連肺炎 ventilator associated pneumonia
	VCV	従量式換気 volume control ventilation

略語	意味／フルスペル
VF	心室細動 ventricular fibrillation
VILI	人工呼吸器誘発性肺傷害 ventilator induced lung injury
VT	心室頻拍 ventricular tachycardia
V_T、TV	一回換気量 tidal volume

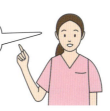

テーマごとによく使われる略語を紹介します。

	略語	意味／フルスペル
呼吸	A-aDO$_2$	肺胞気動脈血酸素分圧較差 alveolar-arterial oxygen difference
	MAP	平均気道内圧 mean airway pressure
	MIP	最大吸気圧 maximum inspiratory pressure
	RR	呼吸数 respiratory rate
	TRH	甲状腺刺激ホルモン放出ホルモン thyrotropin-releasing hormone
検査	BAL	気管支肺胞洗浄 broncho-alveolar lavage
	BFS	気管支内視鏡 bronchofiberscopy
	FAST	緊急超音波検査 focused assessment with sonography for trauma
	GFS	胃内視鏡法 gastrofiberscopy
	TAE	肝動脈塞栓術 transcatheter arterial embolization
	TCD	経頭蓋ドプラ超音波検査 transcranial Doppler
	T-CF	全大腸内視鏡検査 total colon fiberscopy
透析療法	HD	血液透析 hemodialysis

	略語	意味／フルスペル
	CHD	持続的血液透析 continuous hemodialysis
	CHDF	持続的血液濾過透析 continuous hemodiafiltration
	CHF	持続的血液濾過 continuous hemofiltration
	PD	腹膜透析 peritoneal dialysis
	PE	血漿交換 plasma exchange
疾患	ASO	閉塞性動脈硬化症 arteriosclerosis obliterans
	CRF	慢性腎不全 chronic renal failure
	PE	肺塞栓症 pulmonary embolism
感染	MDR	多剤耐性 multiple drug resistance
	MRSA	メチシリン耐性黄色ブドウ球菌 methicillin-resistant Staphylococcus aureus
	UTI	尿路感染 urinary tract infection
	VRE	バンコマイシン耐性腸球菌 vancomycin resistant-enterococcus

[草谷和代]

ひとりで悩まず、困ったときは先輩に相談してね。一緒に解決していこう。

引用・参考文献

1章

1) 石井はるみ編. はじめての ICU 看護. 大阪, メディカ出版, 2012, 91-92, 116.
2) 道又元裕. "クリティカケアル領域における看護の基本特性". ICU マネジメント：クリティカルケア領域の看護管理. 道又元裕編. 東京, 学研メディカル秀潤社, 2015, 8-17.
3) 中谷美紀子. "1 循環器系". クリティカルケア看護 完全ガイド. 黒田裕子ほか編. 東京, 医歯薬出版, 2013, 233-6.
4) 西山久美江. "2 呼吸器系". 前掲書 3), 253-62.
5) 林みよ子. "3 脳神経系". 前掲書 3), 282-6.
6) 早川桂. 教えて! ICU Part2 集中治療に強くなる. 東京, 羊土社, 2015, 84-97, 150-75.
7) 布宮伸. "鎮痛・鎮静管理". ICU・CCU 看護の超重要ポイントマスターブック. ハートナーシング・呼吸器ケア・エマージェンシー・ケア 2013 年合同臨時増刊. 西田修編. 大阪, メディカ出版, 2013, 65-77.
8) 日本呼吸療法医学会 / 人工呼吸中の鎮静ガイドライン作成委員会. 人工呼吸中の鎮静のためのガイドライン. 2007. http://square.umin.ac.jp/jrcm/contents/guide/page03.html（2019 年 5 月閲覧）

3章

1) 林寛之. ER 外来指導法. 日本プライマリ・ケア連合学会誌. 37 (2), 2014, 159-61.
2) 井上隆治. 14. 熱傷（特に局所の）. エマージェンシー・ケア. 30 (10), 2017, 43.
3) WALLACE, AB. The exposure treatment of burns. Lancet. 1 (6653), 1951, 501-4.
4) BLOCKER, TG. Local and general treatment of acute extensive burns. The open-air regime. Lancet. 1 (6653), 1951, 498-501.
5) Lund, CC. et al. The estimation of areas of burns. Surg Gynecol Obset. 79, 1944, 352-8.
6) 日本脳卒中学会脳卒中治療ガイドライン委員会. 脳卒中治療ガイドライン 2015. 東京, 協和企画, 2015.
7) Ogura, T. et al. Predicting the need for massive transfusion in trauma patients:the Traumatic Bleeding Severity Score. J Trauma Acute Care Surg. 76 (5), 2014, 1243-50.
8) 日本外傷学会, 日本救急医学会監. 外傷初期診療ガイドライン JATEC. 改訂第 5 版. 東京, へるす出版, 2016.
9) Navickis, RJ. et al. Albumin in Burn Shock Resuscitation: A Meta-Analysis of Controlled Clinical Studies. J Burn Care Res. 37 (3) , 2016, e268-78.
10) 日本熱傷学会. "輸液の量（速度）". 熱傷診療ガイドライン. 改訂第 2 版. 2015, 37-9. http://www.jsbi-burn.org/members/guideline/pdf/guideline2.pdf（2019 年 5 月閲覧）
11) 岡元和文編著. 救急・集中治療 最新ガイドライン 2018-'19. 東京, 総合医学社, 2018.
12) 日本蘇生協議会監. JRC 蘇生ガイドライン 2015. 東京, 医学書院, 2016.
13) 清水敬樹ほか編. ICU 看護パーフェクト. 東京, 羊土社, 2013.
14) 太田祥一監. 緊急時の初期対応 Q & A. 東京, 総合医学社, 2010.

4章

1) 水谷太郎ほか. "人工呼吸中のモニタ（その 1）". 第 22 回 3 学会合同呼吸療法認定士認定講習会テキスト. 2017, 445-50.
2) 福島春ほか. 進化するパルスオキシメトリ. 人工呼吸. 20 (1), 2003, 18-23.
3) 鈴川正之. "人工呼吸中のモニタ（その 2）". 前掲書 1), 461-6.
4) 露木菜緒. 初めての人が達人になれる使いこなし人工呼吸器. 改訂 2 版. 東京, 南江堂, 2016.
5) 妙中信之監. 写真と図解でマスター! ICU・CCU のベッドサイドモニタリング. 大阪, メディカ出版, 2007.
6) 氏家良人編. 特集：身につけておきたい人工呼吸管理の基本. レジデント. 8 (10), 2015.
7) 道又元裕総監. ICU3 年目ナースのノート. 第 5 版. 大阪, 日総研出版, 2015.
8) 3 学会合同呼吸療法認定士認定委員会. 第 20 回 3 学会合同呼吸療法認定士認定講習テキスト. 第 20 版. 2015.
9) FCCS 運営委員会監. FCCS プロバイダーマニュアル. 第 2 版. 東京, メディカル・サイエンス・インターナ

ショナル，2015.

10) 坂本篤裕監．ME 機器 安全使用・管理マニュアル 虎の巻．東京，克誠堂出版，2015，75-6，97-102，119-28.

11) 市場晋吾ほか日本語版監．ECMO Extracorporaeal Cardiopulmonary Support in Critical Care 4th edition（日本語版）．東京，ECMO プロジェクト，2015.

12) 梅井菜央ほか．事例でみる人工呼吸管理（事例 5）．循環器ナーシング．7（7），2017，76-7.

13) 氏家良人監．市場晋吾編．呼吸 ECMO マニュアル．東京，克誠堂出版，2014.

14) 小倉崇以ほか．やさしくわかる ECMO の基本．氏家良人監．東京，羊土社，2018，23-4.

5章

1) Forrester, JS. et al. Medical therapy of acute myocardial infarction by application of hemodynamic subsets. N Engl J Med. 295（24），1976，1356-62.

2) 佐々木友子．IABP ～風船で心臓の働きを補助したらどうなるのかをイメージする～．重症患者ケア．4（1），2015.

3) 増田貴生．イラストで理解！PCPS の仕組み．循環器ナーシング．5（6），2015，30-5.

4) 露木奈緒．PCPS 装着中の観察ポイントと合併症のなぜ．重症集中ケア．8（1），40-7.

5) 馬場隆行．"PCPS（経皮的心肺補助法）"．循環器に配属ですか？！．大阪，メディカ出版，2018，74-7.

索 引

記号・英文

12誘導心電図	74
5の法則	55
9の法則	55
Ⅰ型呼吸不全	43
Ⅱ型呼吸不全	43
ABCDEアプローチ	53
AED	104
ARDS	7
Beckの三徴	51
BPS	21
CABG	7
CCU	6
CO_2ナルコーシス	42
CPAP	61
CPOT	21
CRRT	105
CRT	49
DVT	8
ECMO	69
EICU	6
$EtCO_2$	66
Forrester分類	87
GCS	33
IABP	89
JCS	33
Kiliip分類	39
Lund&Browderの法則	55
MDRPU	59
MMT	34
NRS	11
PAC	81
PADISガイドライン	20
PCI	40
PCPS	96
PCV	61
PEEP	61
PSV	62
PVC	81
RASS	22
rt-PA	44
SAS	22
SCU	6
SICU	6
SIMV	62
SOFAスコア	57
TIMI分類	41
VA-ECMO	69
VAS	20
VCV	61
VV-ECMO	69

あ行

アクチバシン®	116
アセトアミノフェン	114
アセリオ®	114
アドレナリン	110
アミオダロン	113
アルガトロバン	117
アルテプラーゼ	116
アンカロン®	113
イノバン®	110
いびき音	19
医療関連機器圧迫創傷	59
ウェットラング	71, 101
エスラックス®	116
オノアクト®	113

か行

拡散	105
カプノグラム	66
カプノメータ	66
カリウム補正	12
カルペリチド	112
冠動脈バイパス術	7
カンレノ酸カリウム	112
気胸	108
急性呼吸窮迫症候群	7
急性心筋梗塞	38
吸着	105
強化インスリン療法	12
共同偏視	45
胸部誘導	74
筋弛緩薬	116
くも膜下出血	7, 46
グルトパ®	116

さ行

頚静脈怒張	14
経皮的心肺補助法	96
血液分布異常性ショック	51
血管拡張薬	111
血漿リーク	101
血栓溶解薬	116
抗凝固薬	117
抗不整脈薬	113
呼吸	17
呼吸状態の観察のポイント	17
呼吸不全	37, 42
サイドストリーム型	66
サムスカ®	112
ジアゼパム	116
シグマート®	111
刺激伝導系	75
四肢誘導	74
シストリック・アンローディング	91
持続的気道内陽圧	61
持続的腎機能代替療法	105
従圧式換気	61
周術期心筋梗塞	35
重症外傷	53
重症熱傷	54
従量式換気	61
主観的評価スケール	11
手掌法	55
出血	36
術後合併症	33
術後心不全	34
循環	13
循環血液量減少性ショック	50
循環作動薬	109
小腸ガス	108
除細動器	104
ショック	49
徐脈	35
徐脈性不整脈	80, 102
洞不全症候群	80
シリンジポンプ	9
ジルチアゼム	113

心外閉塞・拘束性ショック ······ 51
心原性ショック ·············· 50
人工呼吸器 ················ 60
人工心肺 ·················· 32
心室期外収縮 ············35, 81
心室細動 ·················· 79
心室頻脈 ·················· 79
心静止 ···················· 79
心臓血管外科術後 ·········· 32
心電図の読みかた ··········· 76
心肺蘇生後 ················ 58
深部静脈血栓症 ············· 8
深部静脈血栓予防 ··········· 12
腎不全 ···················· 37
心房期外収縮 ············35, 81
心房細動 ·················· 79
心房粗動 ·················· 80
水泡音 ···················· 19
スリガラス影 ·············· 108
スワン・ガンツカテーテル ······ 85
セルシン® ················ 116
セレネース® ··············· 115
ゼロ点の合わせ方 ··········· 84
せん妄 ···················· 23
ソセゴン® ················· 114
ソルダクトン® ·············· 112

た行

ダイアストリック・オーグメンテー
ション ···················· 91
体温 ······················ 25
体外式ペースメーカー ········ 102
大動脈内バルーンパンピング ··· 89
多臓器障害 ················ 56
ダルテパリンナトリウム·········· 117
チアノーゼ ················· 16
中心静脈圧 ·············16, 84
聴診 ······················ 18
鎮静 ·················11, 20
鎮静の評価 ················ 22
鎮静薬 ···················· 115
鎮痛 ·················11, 20
鎮痛薬 ···················· 114

ディプリバン® ·············· 115
低心拍出量症候群 ·········· 34
笛声音 ···················· 19
デクスメデトミジン ··········· 115
疼痛の評価 ················ 20
動脈圧 ················16, 82
動脈血液ガス分析 ··········· 67
動脈触知 ·················· 15
徒手筋力テスト ············· 34
ドパミン ·················· 110
ドブタミン ················· 110
ドブトレックス® ············· 110
ドミニン® ················· 110
トルバプタン ··············· 112
ドルミカム® ··············· 115
ドレーン管理 ··············· 30

な行

ナファモスタット ············ 118
ニカルジピン ··············· 111
ニコランジル ··············· 111
ニトログリセリン ············ 111
尿量 ······················ 26
熱傷面積の評価方法 ·········· 54
捻髪音 ···················· 19
脳合併症 ·················· 33
脳血管障害 ················ 44
脳梗塞 ···················· 44
脳出血 ···················· 45
脳ヘルニア ················· 46
ノバスタン® ··············· 117
ノルアドリナリン® ··········· 109
ノルアドレナリン ············ 109

は行

肺炎 ····················· 108
肺音 ······················ 18
肺塞栓症 ··················· 8
バタフライシャドウ ··········· 108
パルスオキシメータ ·········· 65
ハロペリドール ············· 115
ハンプ® ·················· 112
フェンタニル ··············· 114

フサン® ·················· 118
浮腫 ······················ 15
不整脈 ················35, 78
ブプレノルフィン ············ 114
フラグミン® ··············· 117
プレセデックス® ············ 115
プレッシャーサポート換気 ····· 62
フロセミド ················· 112
プロポフォール ············· 115
ヘパリンナトリウム ··········· 117
ベラパミル ················· 113
ペルジピン® ··············· 111
ヘルベッサー® ············· 113
ペンタゾシン ··············· 114
房室ブロック ············35, 80
ポータブルX線撮影 ·········· 107
ボスミン® ················· 110
ホリゾン® ················· 116

ま行

ミキシングゾーン ············ 100
ミダゾラム ················· 115
ミリスロール® ·············· 111
無脈性電気活動 ············· 79
メインストリーム型 ··········· 66
モルヒネ··················· 114

や行

輸液 ······················ 28
輸液ポンプ·················· 9

ら行

ラシックス® ··············· 112
ランジオロール ············· 113
利尿薬 ···················· 112
冷感 ······················ 15
冷汗 ······················ 16
レペタン® ················· 114
濾過 ····················· 105
ロクロニウム ··············· 116

わ行

ワソラン® ················· 113

125

監修・編集・執筆者一覧

監修 市場晋吾　日本医科大学付属病院外科系集中治療科臨床教授

編集 背戸陽子　日本医科大学付属病院医療安全管理部看護師長（救急看護認定看護師）

木野毅彦　日本医科大学付属病院外科系集中治療室看護師長

執筆 日本医科大学付属病院

1章　背戸陽子

2章
―1・4・5・6
亀ヶ谷泰匡　外科系集中治療室主任看護師
―2・3・7
松田明子　外科系集中治療室看護師

3章
―1・3・8
緑川晶子　外科系集中治療室主任看護師
―2・5
佐々木友子　高度救命救急センター主任看護師（集中ケア認定看護師）
―4
田辺　緑　高度救命救急センターSCU看護師（脳卒中リハビリテーション看護認定看護師）
―6・7
島内淳二　高度救命救急センター主任看護師（急性・重症患者看護専門看護師）
―9
髙橋聡子　高度救命救急センター看護係長

4章
―1・4
中山誠一　外科系集中治療室看護師
―2・3・5
髙島　泉　外科系集中治療室看護師

5章
―1・2・3
丸山　結　外科系集中治療室主任看護師
―4・5・6
佐々木友子

6章
―1・2・3
吉田康平　ME部臨床工学技士
―4
坂倉亜希子　外科系集中治療室看護師

7章　坂野博之　薬剤部薬剤師
長原新太郎　薬剤部薬剤師
山下治峰　外科系集中治療室看護師

8章　草谷和代　外科系集中治療室看護係長

ICU に配属ですか？！－すごく大事なことだけギュッとまとめて教えます！

2019年11月10日発行　第1版第1刷

監　修	市場 晋吾
発行者	長谷川 素美
発行所	株式会社メディカ出版
	〒532-8588
	大阪市淀川区宮原3-4-30
	ニッセイ新大阪ビル16F
	https://www.medica.co.jp/
編集担当	鈴木陽子
ブックデザイン	小口翔平＋山之口正和＋上坊菜々子
	（tobufune）
カバーイラスト	友貴
本文イラスト	吉泉ゆう子
組　版	株式会社明昌堂
印刷・製本	株式会社シナノ パブリッシング プレス

© Shingo ICHIBA, 2019

本書の複製権・翻訳権・翻案権・上映権・譲渡権・公衆送信権（送信可能化権を含む）は、（株）メディカ出版が
保有します。

ISBN978-4-8404-6929-6　　　　　　　　　　　　　　　　　　Printed and bound in Japan

当社出版物に関する各種お問い合わせ先（受付時間：平日９：００〜17：００）
●編集内容については、編集局 06-6398-5048
●ご注文・不良品（乱丁・落丁）については、お客様センター 0120-276-591
●付属の CD-ROM、DVD、ダウンロードの動作不具合などについては、デジタル助っ人サービス 0120-276-592